JN084286

Dr.K.Ando 歯肉化粧ブラシ法
救世主の遺書

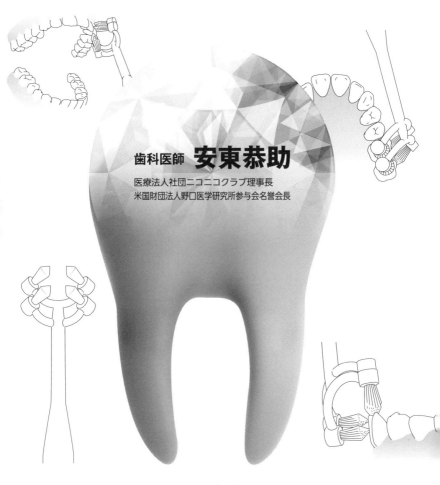

歯科医師 **安東恭助**

医療法人社団ニコニコクラブ理事長
米国財団法人野口医学研究所参与会名誉会長

はる書房

本書の刊行に際しましては、
株式会社野口医学研究所の格別なるご支援をいただきました。

救世主の遺書
——Dr.K.Ando 歯肉化粧ブラシ法◎目次

2章　歯みがきの概念を変える発明

3章 チューイングスティック、歯木が理想

4章　私は何者か

序章

あたらしい日常へ

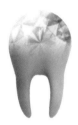

ゴシゴシ歯みがきをやめよう

2020 年１月から続く新型コロナウイルスの感染拡大は、全世界の日常を大きく変化させました。収束の行方がいまだ見えないコロナ禍にあって、私たちになお求められているのは、「新しい日常」です。

買い物は短時間で済ませ、通販やキャッシュレスを活用する。公共交通機関の利用はできるだけ混雑する時間帯を避け、徒歩や自転車も活用する。食事では箸や皿は共用せず、外食もデリバリーやテイクアウトに切り替える。

治療法が確立されていない新型ウイルスと共存するために、従来の日常生活を見直すことが具体的に提案されています。この「新しい日常」に、私はもう１つ新しい要素を加えたいのです。

「ゴシゴシ歯みがきをやめよう」

突拍子もない提案に感じるかもしれません。新型ウイルスと歯みがきになんの関係があるのかと思われるかもしれません。しかし、当たり前であった日常生活に変化が求められています。

マスクを着用しなければ外出できない世の中を誰が想像できたでしょうか。慣れ親しんだ常識に変化が必要とされるとき、その変化とは想像を超え、突拍子もないものであ

って当然ではないでしょうか。そして、歯みがきはウイルス感染と密接に関連してもいます。

　私たちは子どもの頃から「歯はしっかりとみがけ」と教えられてきました。テレビＣＭでは次々と開発された新しい歯ブラシや歯みがき剤が、いかに見事に食物残渣（食べかす）やプラークを削ぎ落としてくれるかが喧伝されています。そのためか、「しっかりみがく＝ゴシゴシと強くこする」とイメージされがちなのではないでしょうか。

　歯面（歯の表面）をゴシゴシこする動作の流れで、歯周ポケットの中を強くゴシゴシとこすれば、食物残渣やプラークの除去に伴い、柔らかな歯茎に傷をつけやすくなります。傷つき、出血した歯茎からは細菌などが侵入しやすくなり、血管（血液中）に細菌が入り込めば、菌血症を起こします。それが全身に回れば敗血症となり、生命の危機にも及ぶのです。新型コロナウイルス感染症問題も例外ではありません。

プラークコントロールについての誤解

　では、虫歯や歯周病の原因になるといわれるプラークは除去しなくてもよいのかということになるでしょう。実は、そうなのです。正確には、プラークを完全に除去する必要はなく、プラークを「コントロール」することが何よりも

重要だということです。

　プラークは口内に常在するさまざまな細菌群の 塊 であり、バイオフィルムと呼ばれる膜で包まれています。数種類の細菌は、食物の糖質を栄養分として成長し、毒素や酸を産生します。この毒素や酸が虫歯や歯周病の直接の原因ですから、その産生を止めればよいのです。

　プラークが大量の毒素や酸を産出するほどに成長するには、24 〜 48時間かかると言われています。つまり、それよりも早く、プラーク表面のバイオフィルムを破壊し、細菌群を洗い流してしまえば、毒素や酸の産生を止められることになります。バイオフィルムも時間の経過とともに強度を増し、48時間後には破壊することがかなり困難になりますが、それ以前であれば比較的簡単に膜は破ることができます。ゴシゴシと強くこする必要などありません。

歯茎を傷つけてはいけない

　私が提案したいのは、1日に1回または2回、プラークができやすい歯周ポケットや歯面を約10分間やさしく撫でるだけの「新しい歯みがき法」（Dr. K. Ando 歯肉化粧ブラシ法；後述）です。それだけで、虫歯や歯周病を十分に予防、治療でき、歯茎を傷つけることによる他の疾患リスクを下げられるのです。

　すぐに信用はできないかもしれません。ただ、私たちには、あらゆる場面で既存の常識を疑うことが求められています。それが「新しい日常」です。まずはその入り口として、歯みがきという極めて日常的な行為から、常識を疑ってみませんか。

1章

口から健康になる

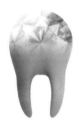

歯みがきの歴史

世界各地の歯みがき

　人類は古代から歯みがきの習慣を身につけていました。たとえば、紀元前1550年頃の古代エジプトで作成された世界最古の医学書『パピルス・エーベルス』には、ハチミツとヤシの実などで調合された歯みがき剤について記されています。古代エジプトでは、木の小枝の先端を房状にした「チューイング・スティック」と、この歯みがき剤によって口腔内の健康を守ったと考えられています。

　また、インドでは紀元前5世紀頃に釈迦が弟子たちに歯みがきの習慣を説いたと言われ、そのきっかけは弟子の口臭が気になったからという説もあります。木片を噛み砕いて先端を柔らかくした「歯木」を使って歯をこする習慣は民衆に広がり、さらに中国にも伝えられたと言います。

　他にも、ユダヤの口伝律法をまとめた『タルムード』には、「ケゼム」と呼ばれる木片を用いて歯を清掃すべきことが記され、イスラムの指導者ムハンマドも予言書のなかで「口の中をきれいにしなさい」と諭しています。古代ギリシャの医者で「医学の父」とも呼ばれるヒポクラテスも羊毛を利用した歯の清掃を推奨し、同じく古代ギリシャの哲学者アリストテレスはアレキサンダー大王に「目の粗い

タオルで歯をみがく」ことを勧めています。

　このように歯みがきの習慣は宗教的な信仰によって広められた側面もありますが、それが広く民衆に受け入れられ、一方で偉大な哲学者や医学者からも推奨されていたという事実があります。歯みがきが人間の健康を守るために不可欠な行為であったと考えるべきでしょう。

日本の歯みがき

　歯みがきの習慣が日本に持ち込まれたことも、宗教と密接に関係しています。インドで発祥した歯木による歯みがきの習慣は、仏教の広がりとともに中国へ渡る。中国で歯木は、柳の枝を使用したことから「楊枝」と呼ばれるようになり、その先端を細く鋤いて房状にした「房楊枝」と塩を歯みがき粉として使う歯みがきが普及しました。この習慣が６世紀の仏教伝来とともに、日本へ伝えられたのです。

　当初は僧侶が儀式的に行っていた歯みがきは、公家などの上流階級に広まりました。日本では鎌倉時代の禅僧であり、宋にも留学した曹洞宗の開祖である道元が、『正法眼蔵』の「洗面」の巻で次のように著述しています。

　　よくかみて、はのうへ、はのうら、みがくがごとくとぎあらふべし。たびたびとぎみがき、あらひすすぐべし。はのもとのししのうへ、よくみがきあらふべし。はのあひだ、よくかきそろえ、きよくあらふべし。漱

□たびたびすれば、すすぎきよめらる。しかうしての
　ち、したをこそぐべし

　その後、歯みがきは少しずつ庶民へと広がっていきまし
たが、庶民の間にその習慣が広く定着するのは江戸時代に
なってから。今も日本橋に残る日本で唯一の楊枝専門店
「さるや」が、宝永元年（1704年）に創業していること
からも、歯みがきの庶民への浸透ぶりがうかがえます。
　江戸時代には、国内で初めて歯みがき粉も開発、販売さ
れました。寛永2（1625）年に丁字屋喜左衛門という
商人が製造した「大明香薬」は、研磨用の砂と丁子や龍
脳などの漢方薬を調合したといわれています。
　そして、明治23（1890）年、房楊枝に代わる日本初の
歯ブラシが登場します。上野公園で開催された第3回内国
勧業博覧会で大阪盛業会社が「歯刷子」という名前で出品
しました。ただし、製品として発売されるのはもう少し後
になります。大正3（1914）年、ライオンの前進である
小林富次郎商店が「萬歳歯刷子」を発売したことが、日本
に歯ブラシを広める契機となりました。

歯みがき本来の目的とは

口腔内を健康にする

　人類が歴史を重ねるとともに進歩してきたように、歯みがきもその歴史とともに進歩を遂げてきたはずです。しかし、私にはそうは思えないのです。

　歯みがきの歴史に違和感を覚えてしまいます。なぜなのか。その理由の１つは、わが国で初めて販売された歯ブラシの形状にあるのかもしれません。「萬歳歯刷子」の写真を見ればわかるように、ブラシの部分が長すぎるのです。

　ブラシが長くなれば、歯（１本１本）の微妙な曲面にブラシを密着させることが難しくなります。歯垢（しこう）がたまる歯と歯の間や、歯周ポケットにブラシを入れにくくもなります。歯と一緒に歯茎を強い力でこすり、出血リスクは高くなるでしょう。

　歯みがき本来の目的はどこにあったのでしょうか。人類の長い歴史のなかで歯みがきは必要とされるようになり、なぜ必要であるか科学によって裏づけられました。その目的は、

　　正しいプラークコントロール

の１点に尽きます。しかし、ブラシ部分の長い歯ブラシは、明らかにこの目的に適（かな）っていません。長いブラシに利点が

あるとすれば、考えられるのはただ1つ、「効率性」でしょう。短い時間ですべての歯をみがくことができるという効率性、もっと言えば、短い時間ですべての歯を「みがいた気になれる」という効率性です。

　日本で初めて歯ブラシが発売された時代は、日本が富国強兵のために殖産興業を推進していた時代に重なります。歯ブラシという新たな商品のマーケットを創出し拡大するため、あるいは労働力としての国民の生活面の時間を効率化するために口腔内の健康という本来の目的が見失われたと考えるのはうがちすぎでしょうか。

歯みがき剤の問題

　市販されている一部の歯みがき剤には、ラウリル硫酸ナトリウムといういわゆる合成界面活性剤が含まれています。洗剤にも使用されているように、汚れを強力に除去する力をもつ一方で、発がん性や催奇形性が指摘される物質です。ラウリル硫酸ナトリウムは口内炎を引き起こすという研究報告もあります（ノルウェー・オスロ大学）。

　歯みがき剤に含まれている物質には、他にも保湿剤として「プロピレングリコール」や香味料として「サッカリンナトリウム」など、発がん性や発がん促進性が指摘されているものもあります。研磨剤としての「酸化アルミニウム」や、知覚過敏の痛みなどを遮断するための「乳酸アル

ミニウム」が入っている製品もあります。アルミニウムの人体への影響は、まだ不明な点が多々残されています。一時期はアルツハイマー型認知症や記憶障害、注意欠陥・多動性、味覚障害などの原因になりやすいという指摘もなされました。

　そして、虫歯予防に最も効果があるとして重宝されている「フッ素化合物」があります。フッ素化合物が配合された歯みがき剤は、1914年に世界で初めて発売されました。しかし、フッ素化合物の毒性を知った米国歯科医師会が、1937年にフッ素化合物入りの歯みがき剤を強く批判しました。その後、製品の改良やフッ素含有量などの規制によって、1950年代には同歯科医師会の認証を得ました。他方で、その適正使用量や制限（方法）については国により対応が分かれたままです。

　ここに挙げた歯みがき剤の含有成分は、低用量であれば問題ないことが確認されてはいます。しかし、毒性があるのは事実です。しかも、フッ素化合物以外は、触感や保存性、香りなど、歯みがき本来の目的とは関係なく利用されています。その背景にあるのが健康という本来の目的を見失い、「売れることが一番大事」という企業の姿勢や社会そのもののあり方でしょう。

　いま改めて考えなければならないのは、「本当に安全な歯みがきとは何か」ということなのです。

プラークをコントロールする、ということ

プラーク VS 唾液のパワー

　繰り返しになりますが、歯みがきの本来の目的は、

　正しいプラークコントロール

です。日本人は真面目過ぎるのかもしれません。「プラークが虫歯や歯周病の原因」と言われれば、それを「完全に除去しなければいけない」と考えがちです。しかし、そこまで必死になる必要はありません。

　ここでもやはり既存の「常識を疑う」ことから始める必要があるかもしれません。なぜ「プラークの除去」は大事なのでしょうか。

　プラークとは、歯の表面に付着する細菌の塊です。１ミリグラムのプラークの中には約10億個の細菌が存在するといわれ、その中には数種類の虫歯菌と歯周病の原因菌が含まれています。だからプラークの除去をということになるのでしょうが、虫歯菌も歯周病菌も実は常に口腔内にいる細菌です。

　では、虫歯はどのようなメカニズムで発生するのでしょうか。

　ミュータンス菌に代表される虫歯菌は、食べ物や飲み物に含まれている糖質を餌に粘着性の高い「グルカン」とい

う物質を作りだします。この物質によって、虫歯菌は歯にしっかりと付着し、唾液にも簡単に流されなくなります。そして、他のさまざま細菌を取り込み、次々とグルカンを生成することでプラークを成長させるのです。

　プラークの中で虫歯菌は糖質を分解して酸を生成、その酸が歯を溶かします。材料となる糖質さえあれば、いつでも酸を生成し、歯の表面を溶かし、カルシウムやリン酸を溶出させられるのです。これを「脱灰」と呼びます。通常ｐＨ6.8〜7.6（弱アルカリ性）に保たれている口腔内ですが、飲食後は酸性に偏ります。

　一方、「唾液緩衝能」によって、虫歯菌が生成した酸を弱める作用が働きます。唾液が酸を中和し、口腔内を中性（弱アルカリ性）に戻すのです。また、唾液には、そこに含まれるリン酸やカルシウムによって、歯の表面のエナメル質を修復する機能もあります。これを「再石灰化」と呼びます。

　私たちの歯の表面では、この「脱灰」と「再石灰化」がたえず繰り返されています。２つの作用のバランスがとれている間は、虫歯は進行しません。逆に、バランスが崩れてしまったときに虫歯が発生。バランスが崩れるということは、再石灰化が追い付かないほどに脱灰が進む、虫歯菌から生成される酸の量が増大するということです。

　酸の増大をもたらすのが、多くの虫歯菌を取り込んだプ

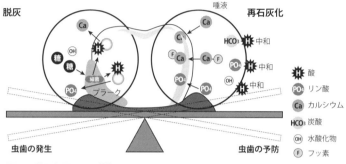

脱灰　　　　　　　　　　　唾液　　　　再石灰化

酸　　：酸
PO4：リン酸
Ca：カルシウム
HCO3：炭酸
OH：水酸化物
F：フッ素

虫歯の発生　　　　　　　　　　　　　　虫歯の予防

図1　脱灰と再石灰の仕組み

ラークの成長です。

バイオフィルムの「破壊」

　プラークはバイオフィルムという膜で守られています。プラークの中の虫歯菌が大量の酸を生成するまでに24〜48時間かかると言われています。それよりも早く、プラーク表面の膜を破り、虫歯菌を唾液で洗い流してしまえば、酸の生成やプラークの成長を止め、脱灰と再石灰化のバランスを回復できます。

　これが私が考えるところの「プラークコントロール」です。

　プラークコントロールと「食物残滓（食べかす）の除去」を混同している人が実に多いと思います。

　すでに述べたように、虫歯の原因は虫歯菌が糖質を餌に生成する酸であり、その酸のパワーを増大させるプラークの成長でした。食べかすが虫歯菌に糖質を提供するのは確かですが、食べかすを除去しただけで歯みがきの目的を達したと思っていては、虫歯も歯周病も予防できません。

　プラークコントロールと「食べかすを除去するための歯みがき」は、根本的に異なることを理解してください。プラークコントロールの考え方がしっかり理解されていないから、「歯に付着した食べかすをしっかり取り除き、歯をきれいにすることが大事だ」という意識が人々に刷り込まれ、「ゴシゴシ歯みがき」から脱却できなくなっているのではないでしょうか。

　バイオフィルムは薄い膜なので、ゴシゴシとこすらずに撫でる（あるいは数回タップする）程度でよいのです。「なにかを」「完全に（強力に）」取り除くというのとは違います。

　わかりにくければ、このように考えみてください。表面がきれいに加工された机をみがくとき、タワシでこすれば表面に傷がつき、カビが発生しやすくなってしまいます。よほど頑固な汚れでない限りは、やわらかい布で軽く拭き掃除をすれば、机の表面は十分にきれいになります。歯みがきもそれと同じで、歯の表面や歯茎を撫でるようにみがけばいいのです。

また歯みがきの回数は１日１回でよく、唾液の働きが弱くなる就寝前が最も効果的と私は考えています。

　もう一度言います。
　口の中に食べかすを残さないために歯の表面を強くこすり、デリケートな歯茎に毎朝毎晩、無数の傷をつけているのが「ゴシゴシ歯みがき」です。人間の口腔内には700種以上、約1000億個以上の細菌がいます。その数は肛門よりも多く、「人間の口の中は糞尿よりも汚い」と表現する人さえいます。
　こうした細菌が歯茎の小さな傷から血管内に侵入し、血流に乗って体の各部位に運ばれることで、さまざまな重篤な疾患が発症することにもつながっています。
　まだ「ゴシゴシ歯みがき」を続けますか。

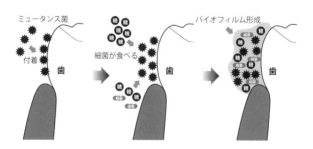

図2　バイオフィルムの形成の仕組み

ストレスコントロールやダイエットコントロールも必要

　精神的なストレスのコントロールやバランスの取れた食生活による体調管理（ダイエットコントロール）も、広義の「プラークコントロール」です。

　日常生活のストレスや睡眠不足、栄養の偏りなどが、口腔環境に悪影響を与え、結果として虫歯や歯周病を招いてしまう例は少なくありません。当院の診療においても、単に歯や口腔内をチェックするだけでなく、患者さんの睡眠や食事の状況を確認し、必要があればカウンセリング的な対応を行うこともあります。

　ストレスや栄養も口腔内の環境管理に大きな影響を及ぼすことを理解し、そのうえで歯茎を傷つけることなく、効率的にプラークを破壊できる正しい歯みがき方法を実践すれば、虫歯や歯周病も予防できるのです。

2章

歯みがきの概念を変える発明

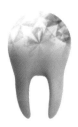

未来を先取りした歯ブラシ

ワイスゴールド教授の一言

1997年頃、私はいくつかの意匠特許を取得しました。図３のように先端が尖ったいわゆるタフトブラシを向かい合わせるように２つないし４つ配置した歯ブラシです（2 bristles type, 4 bristles type）。

その発想の発端となったのは、まず歯周ポケットへの着目でした。食物残渣（食べかす、食べ残し）が溜まりやすく、プラークが形成されやすい歯周ポケットを清潔にすることが虫歯や歯周病の予防に最も効果的にちがいないと考え、それを効率的に行える道具を作ろうと考えたのです。

米国ペンシルベニア大学のワイスゴールド教授から「このアイディアは、歯ブラシの概念を変えることになるだろうから、米国でも発売してほしい」と言われたほどでした。

これまで、ブラシ部分の大きすぎる歯ブラシや歯や、歯列弓（歯全体の並び方）の形状に合わないデザインの歯ブラシを批判してきましたが、現代ではさまざまな歯ブラシが開発、販売されていることは確かです。ブラシ部分を極度に小さくしたものや歯間に届きやすくするためにブラシ先端にギザギザや凹凸をつけたもの、タフトブラシや歯間ブラシなど歯間や歯周ポケットに配慮した歯ブラシは多

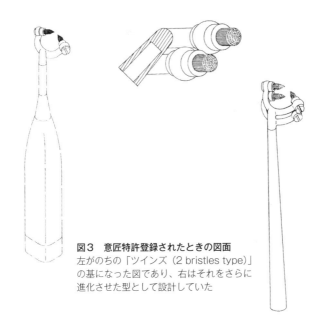

図３　意匠特許登録されたときの図面
左がのちの「ツインズ（2 bristles type）」
の基になった図であり、右はそれをさらに
進化させた型として設計していた

数存在しています。

　ただし、どの歯ブラシもそれ１本ですべての歯の歯みが
きを完結させることはなかなか難しいと思われます。です
から、複数の歯ブラシをその特性を生かしながら併用する
ことになります。毎朝、毎晩、それぞれ30分も１時間も
費やしながら、それを実践できている人もいるでしょう。

　しかし、多くの人たちはそうではないと思うのです。１
回30分も歯みがきすることに耐えられない人もいれば、
複数の歯ブラシを使うこと自体面倒に思う人もいるでしょ

う。特徴のある歯ブラシを適切に扱うことのできない人もいます。たとえば、タフトブラシは通常の歯ブラシよりも歯間に届きやすいはずですが、頰側面はみがきやすくても、舌側面がうまくみがけないという人もいます。フロスは歯と歯の接合面をこそぐように上下に動かせば効果的ですが、ノコギリのように前後に動かすだけで終わらせてしまい、逆に歯茎を傷つける人は少なくありません。

　できるだけ多くの人が扱えて、簡単に短い時間で歯周ポケット内やその周縁、歯間をブラッシングできる歯ブラシ。それを目指して「ツインズ」を開発したのです。

ブラシの角度

　開発の最も大きなポイントはブラシの角度にあります。ブラシの先端が歯周ポケットの中やその周縁にアプローチしやすいように「約45度」の角度で設計しました（図４）。

　歯周ポケットは、口内細菌にとって最も居心地のよいスペースです。健康な人でも１ミリ、歯周病などが進行している人では数ミリの深さにもなるこのスペースに、多くの口内細菌が集まりプラークを形成します。歯の表面（歯面）にもプラークは形成されますが、その量は歯周ポケットとは比較になりません。私はこの歯周ポケットの中やその周縁にどのようにアプローチすることが最も効率的で、効果的であるのかを模型などを用いながら検討しました。

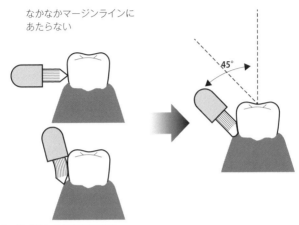

なかなかマージンラインに
あたらない

45°

図4　歯ブラシの角度の最適化

　一般的な長方形のブラシの歯ブラシでは、その表面積の
広さから歯の表面を効率的にみがくことはできますが、す
べての歯周ポケットに簡単にアプローチする動きは難しい
でしょう。また、使用を重ねることで毛先が広がっていけ
ば瞬く間にその効果は落ちていきます。歯肉溝（歯と歯茎
の境目）、歯間、咬合面の溝へのアプローチという点では、
毛先の先端を尖らせることが何よりも重要になります。

　毛先の先端が尖った歯ブラシとしては、すでにタフトブ
ラシが普及していました。しかし、タフトブラシには2つ
の難点があります。

• 歯周ポケット内や周縁に到達するための最適の角度を維
　持し続けることが難しい

- 舌側の歯間や歯周ポケットに対するアプローチが難しい

　毛先の先端が尖ったブラシが必ずしも歯周ポケットの中や周縁の清掃がしやすいわけではありません。歯型の模型を使って実際にブラシを当ててみればよくわかります。ブラシを寝かせて歯に対して垂直に近い角度になれば、毛先の届く範囲は浅い部分までに限られますし、逆にブラシを立てて歯茎方向に垂直に近い角度にすれば毛先を歯周ポケットの中や周縁にアプローチすることが難しくなります。

　歯型模型にブラシを当て、さまざまな角度で試したところ、約45度の角度が最も安定して毛先を歯周ポケットの中や周縁にアプローチしやすいことがわかりました。問題は、その45度を維持しながらのブラッシングの難しさです。そこで、私は第一段階として、ブラシの角度が45度になるよう歯ブラシ自体を設計すれば、最適な角度を維持しながらブラッシングしやすくできるはずだと考えました。

　一方で、舌側の歯周ポケットは、どのような歯ブラシでもみがきにくい部位であり、それだけにプラークが形成されやすい場所でもあります。しかし、こちらも同様に45度の角度で毛先のとがったブラシを当てれば簡単に歯周ポケットの中や周縁にアプローチが可能です。

両側からのアプローチ
　こうした点を考慮した結果、歯の裏表両歯面から２つの

ブラシで同時にアプローチするデザインが最も効果的であると考えられました。片面からのアプローチでは、ブラシ自体に45度の角度が設計されていても当て方によって角度がぶれてしまいます。両面からホールド（保持）するようにブラシが当たることで、設計通り確実に45度を維持できます。また、歯の両歯面を同時にみがくことで、歯みがき自体を効率化することにもつながります。

　利用する個人の器用さや不器用さ、歯みがきに費やす時間の長短、歯みがきに対する考え方、あるいは性格などの多様性も踏まえて、誰にでも扱いやすく、効果的かつ効率的にプラークコントロールが実践できる歯ブラシとして、1997年にこのデザインを意匠特許取得したのです。

惜しまれつつ生産終了

　このアイディアが製品化されたことには、いくつかの偶然が重なっています。当時、私は御徒町のダイヤモンド街でよく飲んでいました。酒を飲みながら夢を語るのが好きなのです。

　ダイヤモンド街にはさまざまな人が飲みに来ていて、顔なじみも少なくありませんでした。その日も常連の顔見知りに、「画期的な歯ブラシを開発して意匠登録もできたんだけど、これを世に出したいんだよね」というような話をしていると、とても興味を持ってくれたのです。

彼が紹介してくれたのは、オリエンタル精工という会社でした。木村登社長は「発明商品を世に出す」ことを夢見ていた人で、事業が軌道に乗ったちょうどその頃、製品化できる発明品を探していたのです。

　会ってすぐに意匠特許取得した私のアイディアを紹介し、その狙いなどを説明すると、木村社長は高く評価してくれました。そしてすぐに製品化が決まったのです。「ツインズ」という名称で販売が始まりました。

　「ツインズ」の流通ルートは、オリエンタル精工に全面的に委ねていたのですが、その販路の１つに空港の国際線ロビーの土産店がありました。

　私は当初から、「ツインズ」が外国人に広く受け入れられるだろうと考えていました。欧米においても日本と同じような歯ブラシが普及し、「ゴシゴシ歯みがき」が定着してはいるのですが、プラークコントロールに対する意識は日本とは比較にならないほど高い。それだけに、外国人のほうが「ツインズ」の開発意図を正しく認識してくれると考えていたのです。

　実際、「ツインズ」は空港でかなり売れました。チューイングスティック（図５）の文化が残るアフリカの人々は、同じ概念をベースに作られた「ツインズ」をスムーズに受け入れてくれることもわかりました。

　また、東急ハンズも重要な販路となりました。こちら

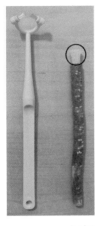

図5　ツインズとチューイングスティック（右）
チューイングスティックはその先端部を口に含み、噛み
砕き毛状になった繊維で歯の隙間や根元をみがくととも
に、歯茎に適度な刺激を与える

では、歯列矯正（きょうせい）をしている人によく売れていたようです。
「ツインズ」の毛先が、歯の裏表両歯面の矯正器具との隙
間をきれいに清掃できたからです。

　多いときには月に2000本も売れていた「ツインズ」で
したが、オリエンタル精工の突然の倒産によって、わずか
数年で生産が終了になりました。

社会からの逆風

第1波・小泉改革

　そうこうするうちに歯科経営に不遇の時代が訪れました。
　2001年に誕生した小泉内閣は、経済政策スローガンと
して「聖域なき構造改革」を掲げました。郵政民営化に代

表される「官から民へ」を主軸にした改革でしたが、この改革の中には医療制度改革も含まれていました。

　すでに医療費は年間30兆円を超え、ＧＤＰや税収の伸びをはるかに超える勢いで増加していました。将来的な医療保険制度の破綻も指摘されるようになり、医療制度改革に着手することは避けられない状況だったのは確かでしょう。

　小泉政権は、患者、医療機関、保険者の「三方一両損」を打ち出し、社会保障費の削減に取り組みました。年間2200億円という膨大な額の削減ですが、そのうちの1200億円を歯科医療が占めました。

　歯科医師の余剰が指摘されていた時期でもあり、歯科医療そのものの無駄に批判の矛先が向いたのは仕方のない面もありました。ただ、歯科医療が国民の健康にどれほどの貢献をしてきたか、歯科医療が身体全体の健康維持にどれほど貢献し得るのかということについて、適切な評価や認識が得られなかったことに大きな問題があったと思います。

　2002年の診療報酬改定は、史上初めてのマイナス改定となりました。歯科診療報酬の大幅な切り下げによって、全国の歯科医療機関の経営が逼迫しました。影響を受けなかった歯科医療機関はなかったのではないでしょうか。

第2波・リーマンショック、東日本大震災

　さらなる追い打ちをかけたのが経済の低迷でした。

2008年9月のリーマンショック、2011年3月の東日本大震災によって、日本全体の経済が停滞すると、患者減少も長引き、閉鎖する歯科医療施設も増えました。

　歯科医療は一般医科の医療よりも、景気の影響を受けやすいように感じます。緊急性や重要性が認識されにくいため、家計が苦しくなると受診のモチベーションが下がるのかもしれません。

　当時の私は横須賀と横浜、そして西麻布で3つの歯科医院を運営していたのですが、いずれも深刻な経営ダメージを受けました。歯科衛生士や助手などの人件費を払うこともままならない状況に陥ります。同じ頃、一部のスタッフが私の運営方針を強く批判し、何人も辞めていきました。

経営危機と患者指導の見直し

　歯科衛生士がいなくなったことで、私はそれまで歯科衛生士に任せていた業務まで担うようになります。歯の健康チェックや自宅での歯みがきの指導などです。治療の前後には患者の歯茎の状態などを細かく観察し、患者さんと直接話をする時間も増えるなかで、私はあることに気づきました。患者に正しい歯みがきを指導していたからと言って、患者さんが自宅で正しい歯みがきを実践できているわけではないということです。

　歯周ポケットを中心にプラークコントロールを行う重要

性について、私は丁寧に患者に説明してきたつもりでした。しかし、その通りに実践できている患者さんはほとんどいません。ついつい疎かになってしまうという人もいれば、ちゃんとやっているつもりでも以前と変わらないみがき方になってしまっている人もいます。

　適切な歯みがきを覚えてもらうために、当初は通常ブラシと歯間ブラシ、フロスなどを組み合わせた指導も試みていましたが、歯科医衛生士がいないなかで私ひとりが行うには時間がかかりすぎます。何より歯ブラシを使い分けるような方法を患者さん本人が自宅で継続することに疑問もありました。そんなとき医院の倉庫に「ツインズ」がまだ残っていたことを思い出したのです。

　私は、比較的出血のひどい100人の患者さんに「ツインズ」でのブラッシング法を説明しました。開発時に意図した歯の根元への45度のアプローチや、細かい毛先を活かし、ゴシゴシみがかずに撫でるように10分間ブラシを動かすよう指導すると、その効果は驚くほど早く現れたのです。

　約8割の患者さんは次の受診までにはほぼ完全に出血が止まっていました。出血状況（の変化）と問診した患者さんのブラッシング方法を照らし合わせてみると、より柔らかく、撫でるようにブラッシングする患者さんのほうが、出血が止まりやすいことも把握できたのです。

　そしてこの時、私は自分が当初は意図していなかった

「ツインズ」の利点にも気づきました。毛先が細く、毛の量の少ない「ツインズ」では、ゴシゴシと強くみがくことができないのです。

　観察を続けると、スローモーションのような動きでやさしく撫でるブラッシングが最も効果の高いこともわかり、患者さんへの指導の方向性が明確になりました。この発見がこの後述べる私オリジナルのブラッシング法の開発につながっていきます。

　ただ、約２割の患者さんはいつまでも出血が止まりません。患者さんに聞くと、本人は私の指導通りのブラッシングを行っていると答えます。問診や観察を続けるなかで、出血が止まらない患者さんに共通するある特徴が見つかりました。

　彼らは、ゆっくりとやさしく撫でるブラッシングを行っているつもりながら、毛先を歯間や歯周ポケットに押し込み強くこするような動作を無意識のうちに加えてしまっているのです。「歯みがきは食べ残しを取り除くために行う」という子どもの頃からの習慣、意識が抜けなかったのでしょう。

　私は誰もが簡単にプラークコントロールができる方法を編み出し、その指導法を確立する必要性を痛感しました。

「Dr. K Ando 歯肉化粧ブラシ法」の確立

「撫でるように動かす」それだけ

　正直に言えば、「ツインズ」がもたらした治療成果は、私にとっても期待を大きく上回っていました。私が「ツインズ」の開発で当初意図したのは、「ブラシが届きにくいとされている歯周ポケットや歯間に簡単にアプローチするためのデザイン」です。もちろん、そうした意図は歯周病の予防や治療への貢献を目的としたものではありました。しかし、「『ツインズ』ではゴシゴシみがきができない」という想定外の出来事が、期待以上の成果をもたらしてくれたと同時に、「撫でるようなブラッシング」が私の想像以上にあっさりとバイオフィルムを破壊したのです。

　この経験をもとに、私は改めてブラッシング方法の確立に取り組みました。

　プラークが、脱灰と再石灰化のバランスを崩すほどに成長するまでにかかる時間は約24〜48時間。この時間を超えると脱灰のほうが強くなり、虫歯が進行します。また、プラークの表面を覆うバイオフィルムも時間の経過とともにやはり固くなりますが、固くなる前のバイオフィルムは粘着質であり、納豆のようにねばねばしています。

　患者さんにブラッシングを指導し、その成果を確認する

日々が続くなかで、24時間以内のプラークはたやすく破壊できることがわかりました。「ツインズ」やタフトブラシのようにその尖った先端で、プラークのできやすい歯の隙間や根元をゆっくりと撫でる（さらに数回タップする）ことでバイオフィルムは破れ、プラーク内部の細菌群をバラバラにし、唾液で洗い流せるのです。この方法であれば、無闇に歯茎を傷つけることもありません（図6）。

　さらにこのブラッシング方法には、「ツインズ」が非常に有効であることも確認できました。歯周ポケット、歯間、臼歯の咬合面という、プラーク形成の3大ポイントにアプローチしやすいのです。

　こうして2017年に確立した新たなブラッシング方法を、私は「Dr.K.Ando歯肉化粧ブラシ法」と名づけました。女性が化粧をするときのように、撫でるだけのブラッシング方法であることを強調したかったからです。

　以下に、この「Dr.K.Ando歯肉化粧ブラシ法」の手順を解説しますが、この方法の実践においては、「出血が止まるまで、他の歯みがき法や歯ブラシ、そして歯みがき粉を使用しない」ことを前提にしていることをご理解ください。

1　歯ブラシを奥歯の奥のほうから入れてください。入れにくい場合には、前歯から入れ、奥歯へ移動させるといいでしょう

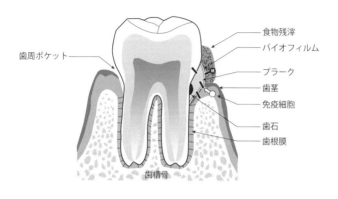

食物残渣
バイオフィルム
プラーク
歯茎
免疫細胞
歯石
歯根膜

歯周ポケット

歯槽骨

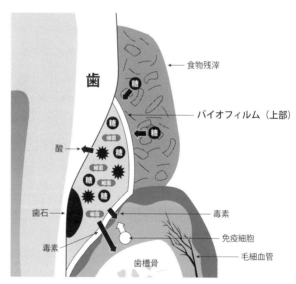

歯

食物残渣

バイオフィルム（上部）

糖

糖

糖

酸

糖

細菌

糖

細菌

糖

細菌

糖

歯石

細菌

毒素

毒素

免疫細胞

歯槽骨

毛細血管

図6　プラーク破壊のメカニズム
撫でるのは「バイオフィルム上部」のあたり

2　下顎の場合は、舌側の歯肉縁が頬側の歯肉縁より低く、上顎の場合は口蓋側の歯肉縁のほうが頬側の歯肉縁より高いので、「ツインズ」を少し内側に傾けて調整します

3　毛先の角度を維持したまま、ゆっくりと手前（顔の中央）に向かって歯ブラシを移動させていきます。その際、歯ブラシの柄を水平方向へ動かしながら、歯1本1本を辿るようにしてやさしくみがいていきます

4　歯間では毛先を数回軽くタップ（押し付けながら小刻みに振動）させます

5　犬歯を過ぎたところで角度を変えます

6　片側（左または右）が終わったら、反対側で同じ手順を繰り返します

7　歯の側面をみがきます。咬合面にブラシの一方の毛先を直角に立て、もう一方の毛先を歯の側面に沿わせます。つまり、頬側面をみがく場合は、咬合面にブラシの左側の毛先を直角に立て、右側の毛先を頬側面に沿わせます。舌側面をみがく場合はその逆です

8　このブラシ法を1日1回以上、10分以上を目安に実践します

　以上の手順ですが、いくつかの注意事項、留意事項があります。（50ページへ続く）

（1）歯周ポケット（歯と歯茎の間にある溝）のみがき方

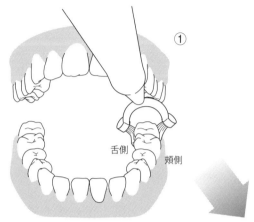

舌側　　頬側

歯ブラシの入れ方

①→② 歯ブラシを舌側へ少し傾けて、奥歯の奥のほうから入れてください。

入れにくい場合には、前歯から入れ、奥歯へ移動させるといいでしょう。

すると、歯の両側（舌側と頬側）の、歯と歯茎の境目、歯周ポケットに歯ブラシの毛先が当たった感じになります。

奥歯のブラッシング

②→③ 奥歯4歯（奥から第二大臼歯－第一大臼歯－第二小臼歯－第一小臼歯）をみがきます。

歯ブラシの柄を「右」「左」「右」「左」と水平方向へ動かしながら、歯1本1本を辿るようにして優しくみがいていきます。

慣れてきたら、歯間部（歯と歯の間）で、毛先を数回タップ（押し付けながら小刻みに振動）させてみましょう。

前歯のブラッシング

④→⑤ 歯ブラシが犬歯に差し掛かったあたりで、ブラシの柄を手前（顔のほう）へ引き寄せます。

前歯6歯（犬歯－側切歯－中切歯－中切歯－側切歯－犬歯）をみがきます。その際、歯ブラシを小刻みに振動させながら、ゆっくり右へ、そして左へ動かしていきます。

※数回繰り返したら、反対側の「右・下顎」を同じ要領でみがきます。

そのあと、歯の側面（頬側面、舌側面）です。

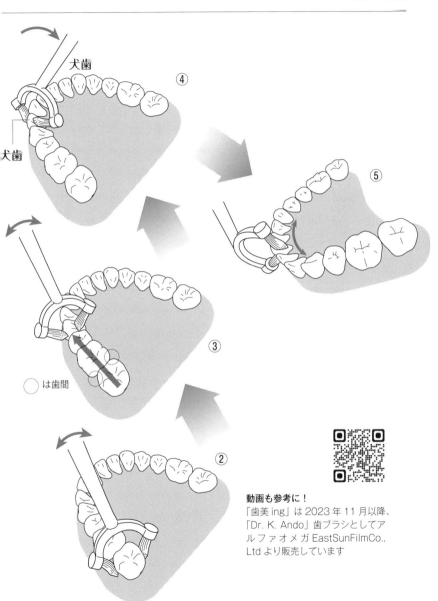

犬歯

④

犬歯

⑤

○ は歯間

③

②

動画も参考に！
「歯美 ing」は 2023 年 11 月以降、「Dr. K. Ando」歯ブラシとしてアルファオメガ EastSunFilmCo., Ltd より販売しています

（2）歯の側面のみがき方：頬側面、舌側面

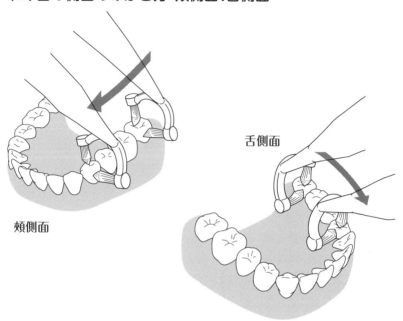

舌側面

頬側面

歯ブラシの入れ方

左図は、頬側面をみがく場合です。咬合面にブラシの左側の毛先を直角に立て、右側の毛先は頬側面に沿わせます。

右図は、舌側面をみがく場合です。咬合面にブラシの右側の毛先を直角に立て、左側の毛先は舌側面に沿わせます。

実際のブラッシング

奥歯4歯をみがきます。奥から手前（口のほう）へ、手前から奥のほうへと歯ブラシをゆっくり前後させます。

※頬側、舌側、数回ずつ繰り返したら、反対側の「右・下顎」を同じ要領でみがきます。次いで前歯です。

（3）前歯のみがき方

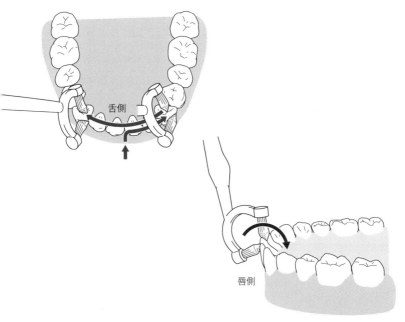

歯ブラシの入れ方
真ん中からブラシを入れます。歯ブラシの毛先をそれぞれ、唇側面（しんそくめん）、舌側面に沿わせます。

実際のブラッシング
前歯6歯（犬歯−側切歯−中切歯−中切歯−側切歯−犬歯）をみがきます。
歯ブラシのヘッドを回転させ、歯の先端をみがくこともできます。歯の先端部は虫歯になりやすいので注意が必要です。

※数回繰り返したら、今度は「左・上顎」です。（1）の歯周ポケットから始め、（2）の側面、（3）の前歯まで順におこないます。
下顎と上顎で、歯みがきの時間はだいたい10分くらいが目安です。リビングなどでくつろぎながら行うといいでしょう。1日1回、就寝前がお勧めです。
歯みがき後、ブラシは水洗いし窓際で日光消毒してください。

- 歯みがきが終わった後は、歯ブラシを水洗いし窓際などに立てかけ、日光消毒してください
- ブラシの先端が広がってきたときには、適度な熱湯に入れてください。元の形状に戻せます
- 矯正器具を装着したまま、同様に実践できます。矯正器具のブランケットやワイヤーの間は食べかすが詰まりやすいのですが、上下から同時にみがくことができます
- 「ツインズ」のＶ字型形状を生かすことで、難しい舌表面をみがくこともできます
- 慣れてくると、自分の歯の形状、歯列の特徴などが把握できるようになりますから、自分の歯に適した動かし方にアレンジしてみましょう
- 洗面所で歯みがきを行う習慣は、歯みがきという行為自体の負担感を増大させ、日常習慣としての継続を難しくさせてしまう側面があります。歯みがきは洗面所ではなく、テレビが見られる居間など、自分がリラックスできる場所で行ってください
- 洗面所での歯みがきは、洗面所に細菌等を蔓延させる原因にもなります
- 最終的には、歯みがきを「食事」の一環と位置づけた日常習慣にしていただきたいと思います（次章で詳述）。
- 出血が止まっても、他の歯みがき方法に戻すと歯茎の出血が再発する可能性があります。継続的に出血や歯茎の

腫れなどを確認してください

　私としてはもちろん、「Dr. K. Ando 歯肉化粧ブラシ法」を自医院の患者さん以外にも試してもらいたいと考えていました。問題は「ツインズ」が、オリエンタル精工の倒産でかなり前に生産中止になっていたことです。しかし、そんな事情も意に介さず、知人である高藤恭胤氏が社長を務めるフリーダム株式会社が生産の再開と、商品名を「歯美ｉｎｇ」として販売を引き受けてくれることになりました。2014年のことです。

8割以上の歯周病改善率

　この「Dr.K.Ando 歯肉化粧ブラシ法」が実際にどれくらい効果があったかを確認するために、2019年2月から10月にかけて調査を行いました。対象は、当院「医療法人社団ニコニコクラブ」の患者さんで、趣旨に賛同いただいた100人です。
　従来の歯ブラシ方法で出血が止まらなかった患者さんに対して、「Dr.K.Ando 歯肉化粧ブラシ法」の実践で出血がどれだけ改善されたかを中心に調べました。
　調査に当たっては、出血面の数を調べるスタンダードな検査法が存在しないことから、独自に「歯肉出血検査法」

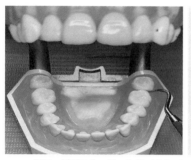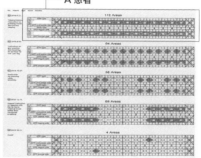

図7　鎌形スケーラーと Dr.K.Ando 歯肉出血検査法
右は患者ごとに「出血面（数）」を記入した検査表、グレーの部分が出血のあった面をあらわす。A患者の場合、28本の歯の、4面すべてに出血が認められた

を考案しました。歯間にも入る鎌形スケーラーを用い、超音波スケーリング（歯石や歯の着色の除去）とルートプレーニングして（スケーリング後に、歯根表面の汚染・軟化したセメント質や象牙質を除去し歯根面を硬く滑らかに仕上げること）調べる方法です。4面に分けて、細かく出血箇所を明らかにすることに特徴があります（図7）。

　調査統計の詳細は図8に示しましたが、結果を端的にまとめると、

- 治療期間約30日
- 治療回数約2.8回
- 約81%の人が改善（出血面の数の減少）

　となります。

　この調査に協力してくれたのは、横須賀の本院と横浜の

図 8-1 歯肉出血減少比較

平均	本院と分院 総患者100人	本院と分院 男性患者53人	本院と分院 女性患者47人
年齢	50.377	48.774	52.186
治療期間（日）	29.87	30.396	29.277
平均治療回数	2.82	2.906	2.723
治療前 出血面の数 (A)	60.98	57.264	65.17
治療後 出血面の数 (B)	11.35	11.736	10.915
改善率 (A − B)/A × 100	81.390%	79.506%	83.252%

図 8-2 本院・分院ごと 歯肉出血減少比較

平均	本院 男性患者 30人	本院 女性患者 33人	分院 男性患者 23人	分院 女性患者 14人
年齢	49.647	54.763	47.634	46.113
治療期間（日）	29.5	30	31.565	27.571
治療回数	2.9	2.848	2.913	2.429
治療前 出血面の数 (A)	53.4	62.909	62.304	70.5
治療後 出血面の数 (B)	12.167	11.727	11.174	9
改善率 (A − B)/A × 100	77.220%	81.358%	82.066%	87.234%

分院の患者さんたちですが、横浜と横須賀では患者特性にも違いがあります。横須賀の患者さんは地域に住む高齢者が多く、横浜の患者さんは仕事帰りなどに通院するサラリーマンやＯＬが主体です。

　高齢層と中年層、あるいは男女の比較において、この検査結果に差があれば、「Dr.K.Ando 歯肉化粧ブラシ法」の効果が患者特性によって変化することになります。

　そこで男女や横須賀本院と横浜分院など比較横断的に分析を試みたところ、すべて両側５％検定で有意差なしという結果も得られました。

　現代社会では、全世界の成人人口の８割が歯周病を患っているともいわれ、その根治療法は存在しないともいわれています。こうしたなかで、80％を超える改善率を示した「Dr.K.Ando 歯肉化粧ブラシ法」の成果に私自身も満足しています。人類が歯周病を克服するためにも、「Dr.K.Ando 歯肉化粧ブラシ法」をより広い世界へと発信したいと考えています。

驚きの「顔回転ブラシ法」

忘れていたもう１つの特許

　マニュアル（図９）を使いながら、実践的な「Dr.K.Ando 歯肉化粧ブラシ法」の指導を続けていると、やは

❶ Dr.K.Ando 歯肉出血検査法（図7）を用いて、歯肉出血状態を確認し、Dr.K.Ando 歯肉化粧ブラシ法の治療理論を歯型模型を使いながら説明する

❷ ブラークコントロールの重要性や歯肉出血の危険性などを説明。特に、歯肉出血は口腔内細菌を毛細血管に入り込ませ、それが全身の血管に流入することによって、がんや心筋梗塞、脳梗塞、腎臓病、糖尿病など、生命にも危険をもたらす全身性疾患を引き起こすことなどについても丁寧に説明する

❸ 「Tell→Show→Do（教え、示し、やらせる）」の概念で、合理的、科学的に指導、訓練を繰り返し、その都度、口腔内の状況と指導の具体的なポイントを記録し、出血予防の継続性を高める

※このマニュアルで特に重視したのは、患者さんの理解と継続性です。患者さんがこのブラシ法の意義や目的を正しく理解していなければ、継続するモチベーションは保たれませんし、継続しなければ効果も得られません。また、継続されていても、それが次第に誤った方法になってしまえば、やはり効果は得られません

図9　Dr.K.Ando 歯肉化粧ブラシ法　指導マニュアル

り人には"向き""不向き"があることを気づかされます。つまり、いくら丁寧に指導しても、どうしても上手に「Dr.K.Ando 歯肉化粧ブラシ法」を再現できない人がいるのです。私も諦めることなく指導を続けてはいますが、同時に「何かよい方法はないだろうか」と常に考えながら過ごすようにもなりました。

　頭の片隅に常に浮かんでいたのは、まだ製品化されていないもう１つの意匠特許です。「ツインズ」の半円状のブラシ部分が２列になり、４本の先端のとがったブラシが歯を表裏の両面からホールドすることによって、ブラシ先端と清掃部分の接触がより安定します。そして、より確実に、より効率的にプラークが形成されやすい歯周ポケットや歯間、臼歯の咬合面を清掃することができるのです。

進化する歯肉化粧ブラシ法

　ブラッシングについては、意外なタイミングで新しい方法が閃きました。2020年春のある夜、自宅のリビングで妻・文恵が「ツインズ」で歯をみがいていたのです。もちろん、「Dr.K.Ando 歯肉化粧ブラシ法」です。

　ソファに座っていた妻は私のほうを向いていたのですが、そのときテレビに妻の好きなタレントが映し出されました。すると妻は、反射的に顔だけをくるりとテレビのほうへ向けました。このとき手の位置は固定されたままだったので、

「ツインズ」の先端が見事なまでに歯肉縁をなぞったのです。

「手を動かさなくても、顔を動かせば、『Dr.K.Ando 歯肉化粧ブラシ法』と同じブラッシングができる」

　そう考えた私は、それから何度も歯にブラシを当てた手を固定し、顔を回転させる方法でブラッシングを繰り返し、毛先の当たり方やプラークの除去の具合などを確認しました。そして、この「顔回転ブラシ法」が「Dr.K.Ando 歯肉化粧ブラシ法」と遜色（そんしょく）ない成果を得られることを確信したのです。

　まったく冗談のように聞こえるかもしれませんが、実際にこの「顔回転ブラシ法」を取り入れ、その効果を実感してくれている患者さんは着実に増えています。

　手を上手に動かすことができない人は意外に少なくありません。特に介護を要する人です。機能的に腕の動きに制限がある場合もあれば、認知症などによって指示した通りのことができない人もいます。そもそも要介護者は口腔内の管理がおろそかにされがちで、歯周病の罹患率（りかん）も高いというデータもあります。そうした要介護者に限らず、手を動かすよりも顔を動かすほうが確実に歯肉縁をブラッシングできる人もいます。

　この「顔回転ブラシ法」というバリエーションも加え、「Dr.K.Ando 歯肉化粧ブラシ法」は、より実践しやすい歯

みがきに進化しています。私個人としては、より多くの人に実践してもらいたいと考えていますから、さらに工夫を凝らしています。

最新型の発売と新型コロナウイルス

　最新型では図10のように、従来の「ツインズ」の半円状のブラシ部分が２列になり、４本の先端のとがったブラシ（4 bristles type）によって安定し、より確実に、より効率的にプラークが形成されやすい歯周ポケットや歯間、臼歯の咬合面を清掃することができます。

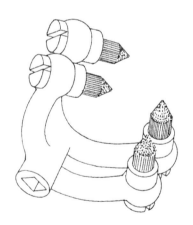

図10　最新型のブラシ部分（意匠登録の図より）
最新型は 2023 年 12 月発売予定となっている

　この４年間世の中は新型コロナウイルスの問題で、世界中が時を止めてしまったかのような状況が最近まで続いていました。この新型ウイルス感染症問題では、多様な症状があることがすでに知られていますが、フェイズの変化とともに、後遺症の多様性も注目されるようになりました。つまり、未知のウイルスが人体にどのような影響を与えるかについて、私たちはまだほとんど何もわかっていません。それはつまり、歯茎の出血箇所から細菌真菌などが侵入し、それが全身へと運ばれたとき、どのような疾患をもたらすのかわからないということになります。

　新型コロナウイルス感染症問題も含めた、感染症対策としての口腔管理の重要性については、後の章でも触れますが、感染への予防、重症化予防という観点からも、無闇に歯茎を傷つけることのないブラッシング方法は非常に大事な日常習慣になると考えています。

　こうしたタイミングに「最新型＝ NICO NICO CLUB」ブラシの発売が間に合ったことに、私は何かしらの縁や、私自身が果たすべき役割を感じずにはいられません。

　「NICO NICO CLUB」ブラシを利用した「Dr.K.Ando 歯肉化粧（顔回転）ブラシ法」が広く普及し、人類の健康が増進されることを祈るばかりです。

歯周ポケット（歯と歯茎の間にある溝）のみがき方（1）

歯ブラシの入れ方
歯ブラシを舌側に少し傾け、奥歯の奥のほうから入れます。入れにくい場合には、前歯から入れ、奥歯へ移動させるといいでしょう。

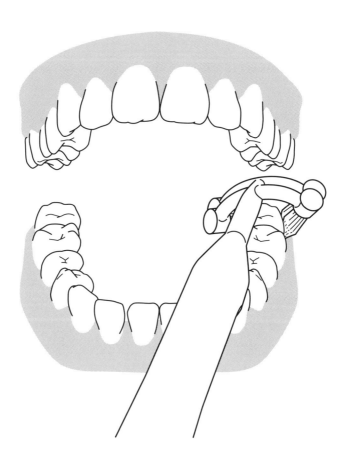

ブラッシングの範囲

奥歯4歯（奥から第二大臼歯―第一大臼歯―第二小臼歯―第一小臼歯）と、前歯3歯（犬歯―側切歯―中切歯）をみがきます。犬歯で歯ブラシの方向を変えます。

歯周ポケットへのアプローチ（ブラシの毛先●印）を意識してみてください。溝の中を掻き出すのではなく、溝の入り口付近に軽く触れる、またはやさしくなでるような感覚です。

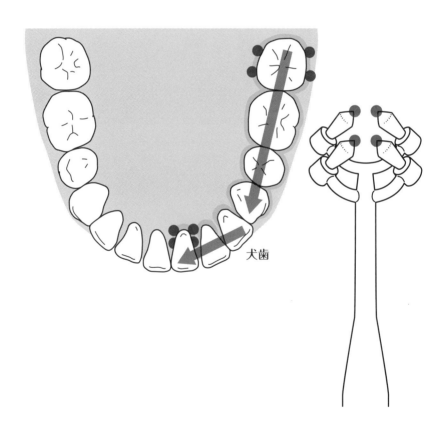

犬歯

歯周ポケット（歯と歯茎の間にある溝）のみがき方（２）

ブラッシングの実際

歯ブラシは動かさないで、顔だけ左方向へゆっくり回転させます（「俯瞰図 ①、②」を参照）。ブラシが犬歯に差し掛かったあたりで、ブラシの柄を手前へ、顔に近づけるようにもってきます。

俯瞰図①

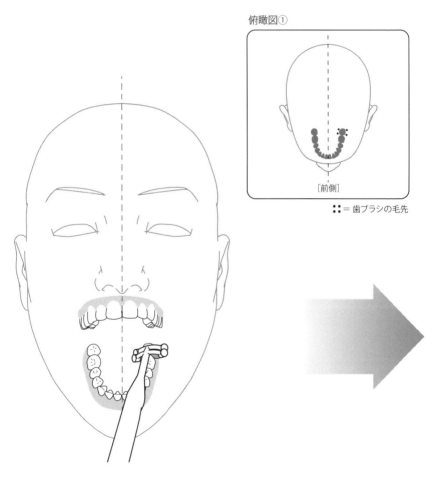

[前側]

∷ = 歯ブラシの毛先

俯瞰図②

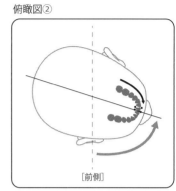

[前側]

∶∶ = 歯ブラシの毛先

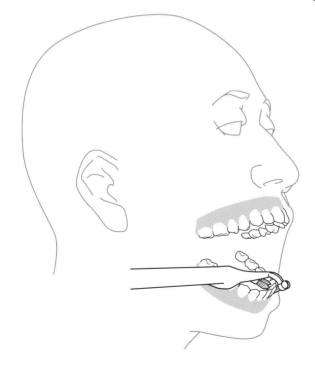

歯の側面のみがき方（1）：頬側面、舌側面

歯ブラシの入れ方、ブラッシングの範囲

奥歯4歯をみがきます。咬合面にブラシの左側の毛先を直角に立てます。右側の毛先は頬側面に沿わせます。

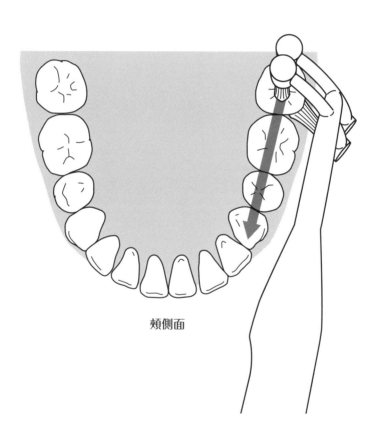

頬側面

歯ブラシの入れ方、ブラッシングの範囲囲

奥歯4歯をみがきます。咬合面にブラシの右側の毛先を直角に
立てます。左側の毛先は舌側面に沿わせます。

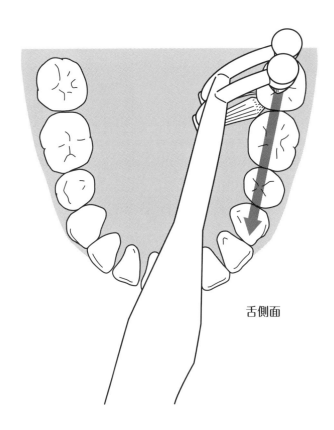

舌側面

歯の側面のみがき方（２）：頰側面

実際のブラッシング

歯ブラシは動かさないで、顔だけゆっくり左方向へ回転させます（「俯瞰図 ①、②」を参照）。咬合面、側面へのアプローチ（ブラシの毛先●印）を意識してみてください。

俯瞰図①

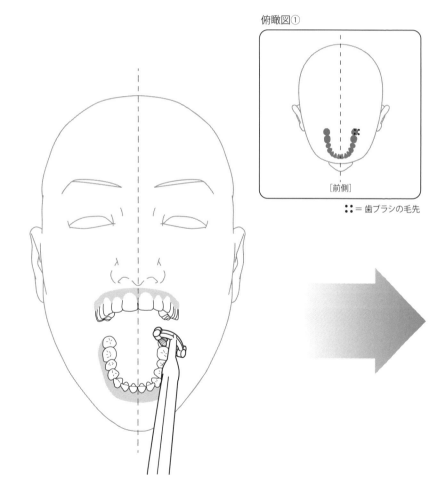

［前側］

∷ = 歯ブラシの毛先

俯瞰図②

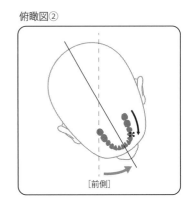

[前側]

:: = 歯ブラシの毛先

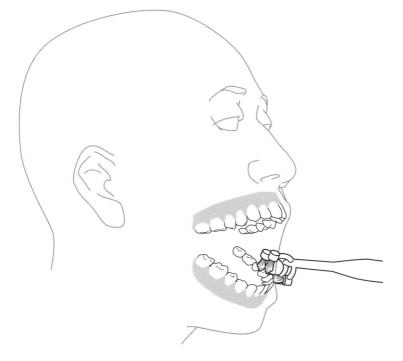

歯の側面のみがき方（3）：舌側面

実際のブラッシング

歯ブラシは動かさないで、顔だけゆっくり左方向へ回転させます（「俯瞰図 ①、②」を参照）。咬合面、側面へのアプローチ（ブラシの毛先●印）を意識してみてください。

俯瞰図①

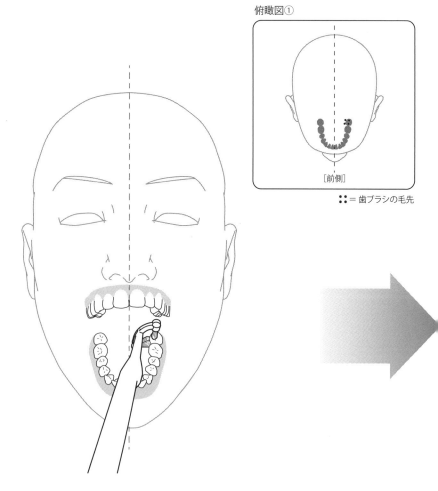

［前側］

∷ ＝ 歯ブラシの毛先

俯瞰図②

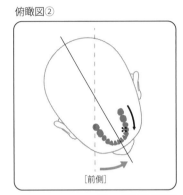

[前側]

:: = 歯ブラシの毛先

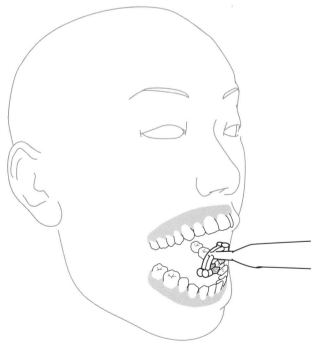

前歯のみがき方（1）

歯ブラシの入れ方
一方の毛先を歯の先端部にあてます。もう一方の毛先は歯の側面に沿わせます。歯の先端は虫歯になりやすいので注意が必要です。

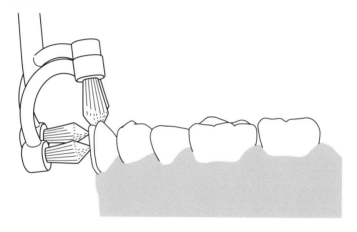

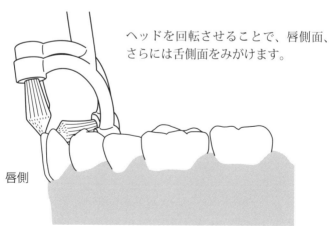

ヘッドを回転させることで、唇側面、さらには舌側面をみがけます。

唇側

実際のブラッシング

前歯6歯（左右の「犬歯 – 側切歯 – 中切歯」）をみがきます。
真ん中にブラシを入れ、顔をゆっくり右方向へ、次に左方向へ
回転させます（「俯瞰図 ①、②、③」を参照）。（ブラシの毛先
は歯の先端部と唇側面にあてた状態です。）

俯瞰図①

[前側]

∷ = 歯ブラシの毛先

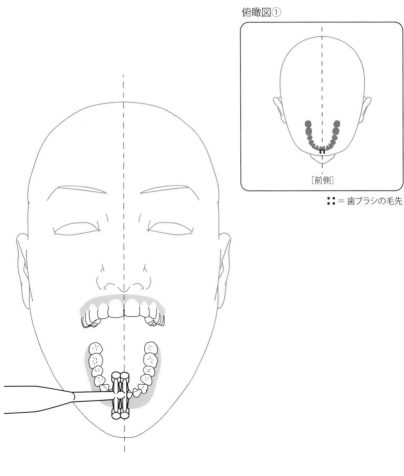

前歯のみがき方（２）

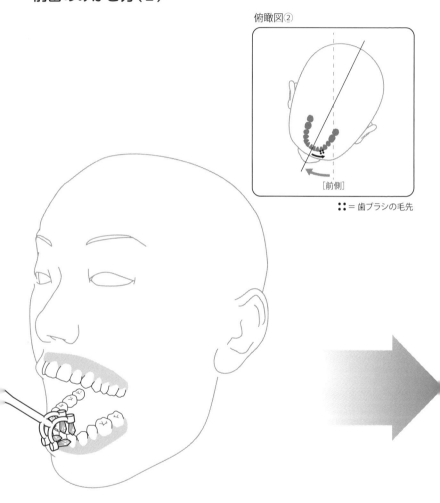

俯瞰図②

[前側]

∷ = 歯ブラシの毛先

俯瞰図③

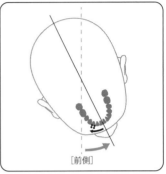

［前側］

:: = 歯ブラシの毛先

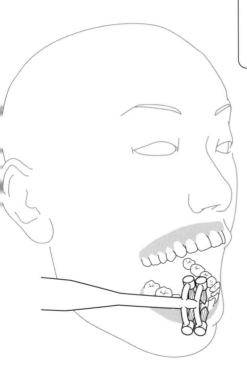

以上、ひと通り（歯周ポケット → 歯の側面（頬・舌側）→前歯をワンセットに、数セットほど）ブラッシングできましたら、反対側の「右・下顎」を同じ要領でみがきます。

終わりましたら、「左・上顎」にかかりましょう。ブラッシングの仕方は、次ページ以降をご参考ください。

歯周ポケット（歯と歯茎の間にある溝）のみがき方（1）

歯ブラシの入れ方

歯ブラシを口蓋側（こうがいそく）に少し傾け、奥歯の奥のほうから入れます。入れにくい場合には、前歯から入れ、奥歯へ移動させるといいでしょう。

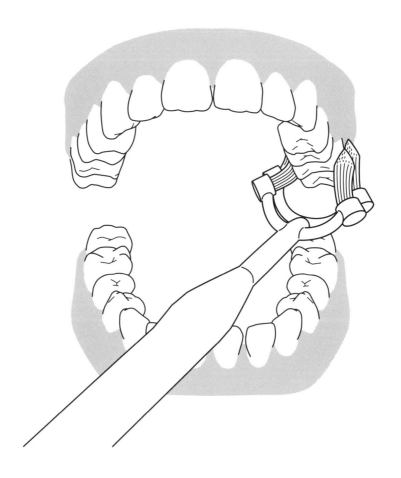

ブラッシングの範囲

奥歯4歯（奥から第二大臼歯―第一大臼歯―第二小臼歯―第一小臼歯）と、前歯3歯（犬歯―側切歯―中切歯）をみがきます。犬歯で歯ブラシの方向を変えます。

歯周ポケットへのアプローチ（ブラシの毛先●印）を意識してみてください。溝の中を掻き出すのではなく、溝の入り口付近に軽く触れる、またはやさしくなでるような感覚です

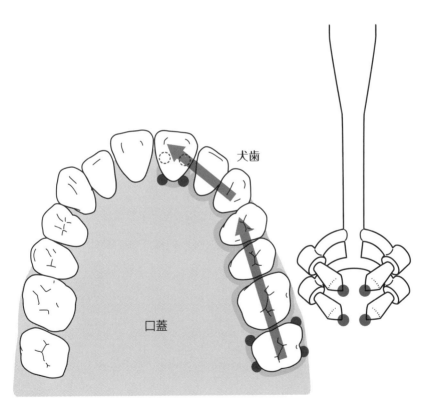

犬歯

口蓋

歯周ポケット（歯と歯茎の間にある溝）のみがき方（2）

ブラッシングの実際

歯ブラシは動かさないで、顔だけ左方向へゆっくり回転させます（「俯瞰図 ①、②」を参照）。ブラシが犬歯に差し掛かったあたりで、ブラシの柄を手前へ、顔に近づけるようにもってきます。

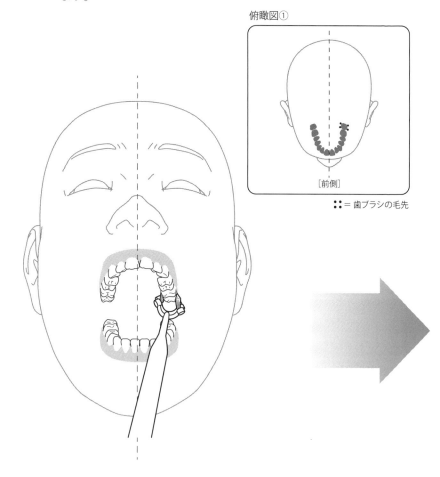

俯瞰図①

［前側］

∷＝歯ブラシの毛先

俯瞰図②

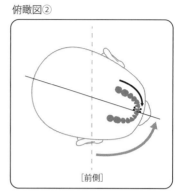

[前側]

∷ = 歯ブラシの毛先

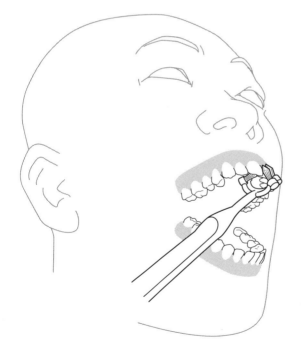

歯の側面のみがき方（1）：頬側面、口蓋側面

歯ブラシの入れ方、ブラッシングの範囲

奥歯4歯をみがきます。咬合面にブラシの右側の毛先を直角に立てます。左側の毛先は頬側面に沿わせます。

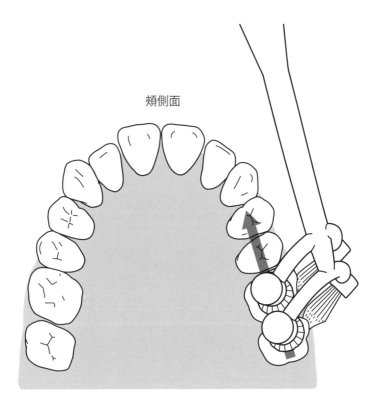

頬側面

歯ブラシの入れ方、ブラッシングの範囲囲

奥歯4歯をみがきます。咬合面にブラシの左側の毛先を直角に立てます。右側の毛先は口蓋側面に沿わせます。

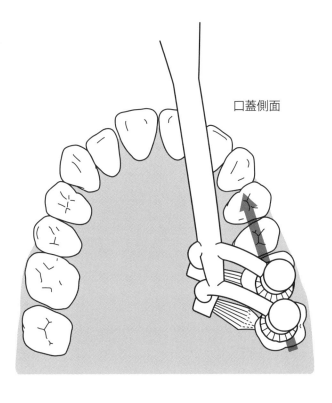

口蓋側面

歯の側面のみがき方(2):頬側面

実際のブラッシング

歯ブラシは動かさないで、顔だけゆっくり左方向へ回転させます(「俯瞰図 ①、②」を参照)。咬合面、側面へのアプローチ(ブラシの毛先●印)を意識してみてください。

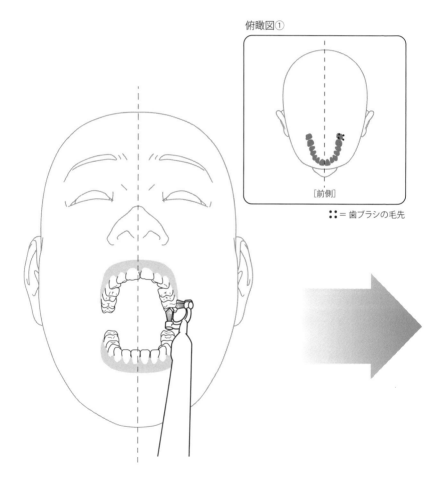

俯瞰図①

[前側]

:: = 歯ブラシの毛先

俯瞰図②

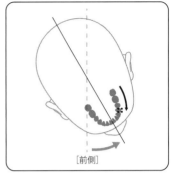

[前側]

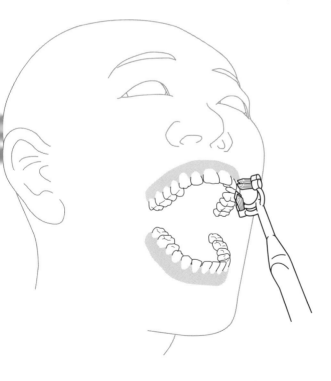

:: = 歯ブラシの毛先

歯の側面のみがき方（3）：口蓋側面

実際のブラッシング

歯ブラシは動かさないで、顔だけゆっくり左方向へ回転させます（「俯瞰図 ①、②」を参照）。咬合面、側面へのアプローチ（ブラシの毛先●印）を意識してみてください。

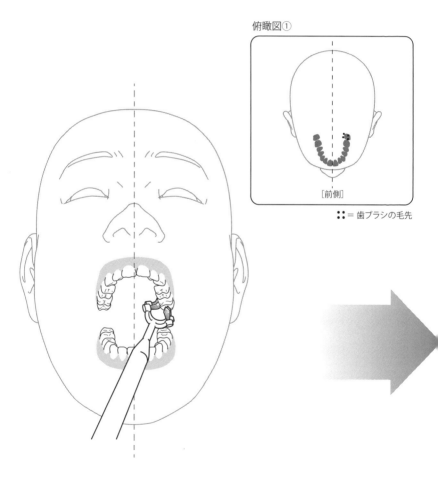

俯瞰図①

［前側］

∷= 歯ブラシの毛先

俯瞰図②

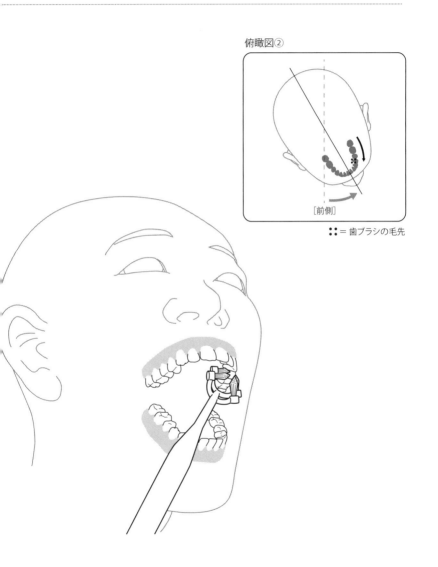

［前側］

:: = 歯ブラシの毛先

前歯のみがき方（１）

歯ブラシの入れ方
一方の毛先を歯の先端部にあてます。もう一方の毛先は歯の側面に沿わせます。歯の先端は虫歯になりやすいので注意が必要です。

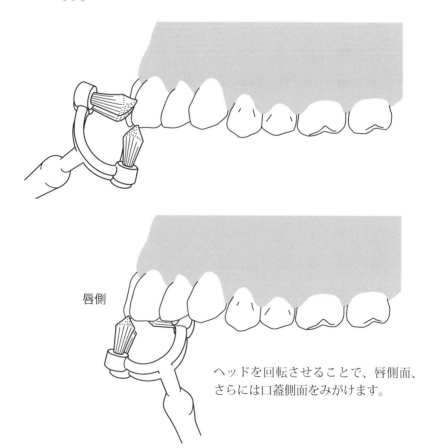

唇側

ヘッドを回転させることで、唇側面、さらには口蓋側面をみがけます。

実際のブラッシング

前歯6歯（左右の「犬歯 – 側切歯 – 中切歯」）をみがきます。
真ん中にブラシを入れ、顔をゆっくり右方向へ、次に左方向へ
回転させます（「俯瞰図 ①、②、③」を参照）。（ブラシの毛先
は歯の先端部と唇側面にあてた状態です。）

俯瞰図①

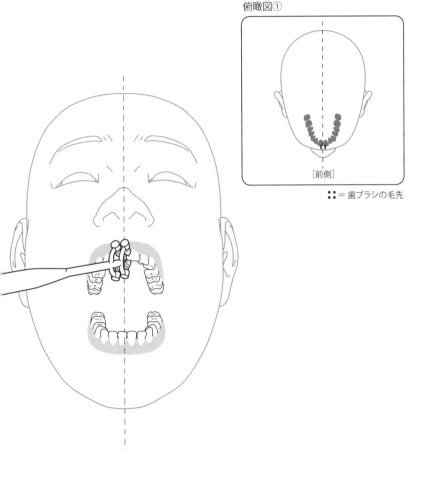

[前側]

:: = 歯ブラシの毛先

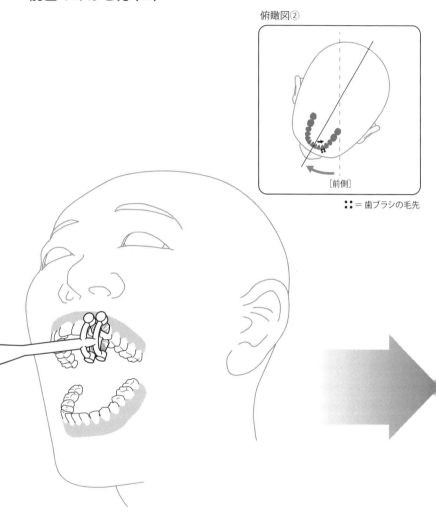

前歯のみがき方（２）

俯瞰図②

[前側]

∷ = 歯ブラシの毛先

俯瞰図③

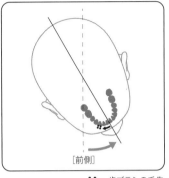

[前側]

∵ = 歯ブラシの毛先

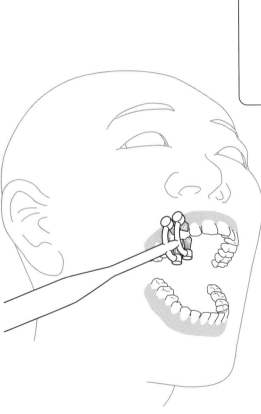

以上、ひと通り（歯周ポケット → 歯の側面（頬・口蓋側）→前歯をワンセットに、数セットほど）ブラッシングできましたら、反対側の「右・上顎」を同じ要領でみがきます。

ブラッシング開始から終了までの時間は、10分を目安にしてください。リビングなどでくつろぎながら行うといいでしょう。1日1回、就寝前がお勧めです。

3章

チューイングスティック、歯木が理想

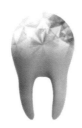

"最怖"の感染症

今も増え続ける歯周病

歯周病は世界で最も患者数の多い疾患と言われています。2001年には「歯周病は人類史上最も感染者数の多い感染症」としてギネスブックに認定されました。日本国内においても、成人の8割が罹患していると言われています。

この数字は、厚生労働省の歯科疾患実態調査に基づいているようですが、地域歯周疾患指数（CPI）が改定される以前の数字であり、わずかな歯石が付着した症例も含まれているため、やや誇張されてはいます。2013年に改定されたCPIでは、歯周ポケット（4ミリ以上）と歯茎出血の2つの面から評価を行い、歯石の有無は除外するようになりました。それでも、ある調査によれば、日本人の約7割にそのいずれかの症状が見られると言います。また、あらゆる世代で歯周病の有症者は増加傾向にあるのも確かです。

人間には、生体の恒常性を保とうとする働きがあります。「ホメオスタシス」と言います。口腔内でその働きを担うのは主に唾液であり、唾液は口内細菌が出す酸を中和することによって虫歯を予防するとともに、口腔内環境を整え歯周病の原因となる細菌の繁殖を抑制します。にもか

かわらず、なぜ、歯周病は増え続けるのでしょうか。

　また、人類は科学の進歩によって多くの病気を克服して
きました。感染症についても、医学研究によって根絶に至
った例は少なくありません。なぜ歯周病は根絶も減少させ
ることもできないのでしょうか。

現代人の退化が理由

　もちろん、歯周病以外にも増加を続ける疾患はあります。
しかし、多くは人間の長寿化が主な原因であることが明ら
かになっています。歯周病は若年層も含めたすべての年齢
層で増加しているのですから、長寿化に原因を求めること
はできません。

　歯周病の原因菌として知られているのは、「ポルフィロ
モナス・ジンジバリス」や「タネレラ・フォーサイシア」
「トレポネーマ・デンティコーラ」などです。他にもまだ
解明されていない歯周病原因菌が多数存在するといわれ、
現状では原因菌の根絶は不可能です。

　また、歯周病は、原因菌に対する反応の度合い、すなわ
ち免疫力の違いも影響するとも言われます。原因菌そのも
のより、そうした体質にむしろ問題があるとする研究もあ
ります。

　歯周病の根絶が難しいのはよくわかりました。では、歯
周病を増加させているものとはいったい何か。どうも２つ

のことが言えそうです。

- 歯周病の増加は、人間の口腔内環境をコントロールする能力が低下していることを示す
- 歯周病の増加は、歯周病原菌に反応しやすい体質の人が増えていることを示す

つまりは、人間の体に何らかの「退化」が起きていることになります。

口腔環境を悪化させる習慣

ニュージーランドの先住民であるマオリ族は、屈強な肉体を持つことで知られています。2023年のラグビーワールドカップで、世界最強ともいわれるニュージーランド代表が試合前に踊る「ハカ」を見た人も多いかもしれません。「ハカ」は平和と友好を示すマオリ族の民族舞踊です。

このマオリ族は、1830年代に始まった英国による大規模な入植活動によって、大きな影響を受けました。

米国の歯科医師であるウェストン・プライス（Weston.A.Price）博士の名著 "Nutrition and physical degeneration（邦題：食生活と身体の退化）" によれば、植民地化前のマオリ族は、1万本の歯に対して虫歯は1本しかなかったそうです。また、古代マオリ族の骨格標本からは、彼らが現代マオリ族よりはるかにたくましい骨格と、著名な医学者が「理想的」と称賛する歯列弓（歯全体の

並び方）そして頑強な歯を有していたことが明らかとなっています。

　ところが、西洋文明の影響を受けるようになると、マオリ族は顔全体の骨格や歯列弓を大きく歪めていきます。虫歯になる人の割合も増えました。この変化について、マオリ族とヨーロッパ人種の血が混ざったことを原因とする意見が一時期主流でありましたが、現代では、西洋文明によって持ち込まれた食物や食習慣が原因と考えられています。

　このような変化は、マオリ族に限ったことではありません。アフリカ大陸には今もなお近代文明とは無縁の生活を送る部族が残されていますが、彼らの虫歯発生率は１％以下と言われています。しかし、同じアフリカ大陸の部族でも、近代化が進む地域に生活する人々は、虫歯発生率が12％以上という報告もあるのです。

　近代文明が私たち人間の体と健康を大きく「退化」させていること自体大きな問題なのですが、ここで追究すべきは、

　「なぜ優れた科学に基づいて歯を管理している現代文明人が、『未開』の人たちよりも虫歯が多いのか。また歯周病に罹るのか」

　です。

　歯列弓が歪めば、プラークが形成されやすくなります。唾液が歯肉縁に沿ってスムースに流れることを阻害するこ

とにもなります。それらは当然歯周病のリスクを高めます。人類はなぜそうした見事な歯列弓を失ってしまったのでしょうか。

　食生活の近代化が糖質の過剰な摂取をもたらし、口腔内のｐＨバランスが崩れやすくなったのではないか。柔らかいものばかり食べていないか、よく噛むことで唾液の状態はよくなる。殺菌力や口臭予防、美白化を謳う歯みがき剤や洗口液への依存は、口腔内のバランスを整えていた細菌までも殺し、歯周病が発生しやすい環境が口腔内につくられているからではないか。

　そこに共通するのは、歯の健康、口腔内の健康、ひいては全身の健康という目的が見失われ、効率性や経済性を第一とする近代文明化が背景にあるということかもしれません。

　時計を逆に回すことはできないと言われます。一度手に入れた豊かさを人間は手放すことはできません。しかし、本当に諦めてよいのでしょうか。

　私がこうした問題意識を抱くようになったのは、プライス博士の著書と出会ったことが契機となりました。その出会いもまた、歯科医師としての私のキャリアによって運命的に導かれたように感じています。

世界一の歯科医師になる

就職、半年後には経営者

　1984年3月、九州大学歯学部を卒業した私は、横須賀で開業する親戚の歯科医院に就職しました。親戚は、親の歯科医院を継ぐためにいずれ地元に戻ることにしていたので、そのときには自分の歯科医院を私に譲りたいと言ってくれていました。

　「世界一の歯科医師になる」

　それが歯学部に入学した時に掲げた目標でした。大学では誰にも負けないくらいの研鑽（けんさん）を積んだつもりでしたし、臨床と経営を学ぶという意味で魅力的なオファーでした。

　見学期間の1カ月が過ぎて間もない頃です。患者さんの歯の状況を診て、躊躇（ちゅうちょ）することなく埋伏智歯（まいふくちし）（親知らず）を抜き始めた私を、隣の診察椅子で治療していた親戚の歯科医師が慌てて止めに入りました。それはかなりの経験を必要とする治療だったからです。彼が止めに入ったときには、抜歯をほぼ終えていました。「縫合（ほうごう）に入ります」と私が彼に告げたときの、驚いたような顔を今も覚えています。

　この一件に限らず、その後も私は患者さんの治療に関して窮した経験はほとんどありませんでした。これは自慢で

なく、私としてはできるだけ早く、歯科医師として次の段階へ進みたかったのです。

　結局、その親戚は半年後、急に帰郷しなければならなくなり、私はルーキーながら歯科医院を経営することになりました（正式に引き継いだのは２年後の1986年になる）。

朝から晩まで歯を削りながら考えたこと

　安東歯科医院はこうして歯科衛生士３人、歯科助手１人、歯科技工士２人を常勤とする態勢で始動したのです。他に自費補綴専門の技工士１人も非常勤で雇っていました。これだけのスタッフに対して歯科医師は私1人。当時はまだ、虫歯だらけの時代でしたから、私は朝から晩まで歯を削り続けました。手はずっと痺れた状態でした。

　また、経営者になると、周辺地域の歯科医療のマーケットにも目が向くようになります。横須賀地区は、熱心で優秀な歯科医師が多数開業する歯科の激戦区でした。私は、多くの患者さんの診療に当たる一方で、地域のトップになる必要を感じました。

　もちろん、その先には世界一の医師になるというかねてからの目標があります。私は「ポストグラデュエートコース」に通うことを決めました。

片山恒夫先生に影響を受ける

ポストグラデュエートコースに通い詰めた5年間

　医学は進歩を続けるとともに細分化しています。高度に細分化され、新しい技術や治療法が次々と開発される歯科医療に対し、すでに臨床現場で働く歯科医師が学びを続けるための方法に卒後研修があります。なかでも、特に優れた先生方の最先端の知識や技術を、向上心ある後進が学ぶための「ポストグラデュエートコース」は私にとって大きな魅力がありました。

　この「ポストグラデュエートコース」には受講料がかかるのですが、安東歯科医院の看板を掲げてからの5年間、さまざまな「ポストグラデュエートコース」に時間と金の許す限り通い続けました。

　多くの「ポストグラデュエートコース」は、週末に開催されていましたから、関西方面の講座であれば金曜日の診療が終わると新幹線で大阪へ行き、日曜日の夜に横須賀に戻るというまったく休みのない生活を5年間続けたのです。

　このなかで、最も大きな影響を受けたのが、当時歯周病の権威であった片山恒夫先生の講習会です。

ブラッシング重視の考え方

　歯周病（歯肉炎）研究の世界的な祖は、デンマークのハロルド・ロー（Harald A. Loe）博士とされています。ロー博士は、歯肉炎の原因がプラークであることを発見し、その治療法としてのブラッシングの有効性について発表していました。

　その最も大きな発表が1965年の論文なのですが、その翌年には、米国歯周病学会が「歯周病の発症に関する因子は不明であるが、多くの事実からこれらの因子は局所的なものであり、細菌の産生物である可能性が高い」と報告しました。

　こうした世界的な歯周病研究の潮流と同時期に、片山先生もブラッシングを主とした歯周病治療を提唱しています。片山先生を尊敬し、「片山式歯周病治療法」を今も重視する歯科医師は少なくありません。この治療法は、「片山式ブラッシング」と食生活改善で構成され、「片山式ブラッシング」には「突っ込み振るわせみがき」と「フォーンズ法」の2種類が組み合わされています。

- 突っ込み震わせみがき：細菌のコントロールを目的に、歯と歯の間に歯ブラシの毛先を突っ込み、震わせるように動かす
- フォーンズ法：歯茎のマッサージを目的に、歯ブラシで歯茎をこする。歯茎に刺激を与える

　また、「片山式ブラッシング法」には、「痛くしない」「出血させない」「歯みがき剤を使わない」という三原則があります。片山先生は「筆で1時間歯茎を撫でれば歯周病は治る」と語っておられました。これは私が開発した「Dr. K.Ando歯肉化粧ブラシ法」にもよく似た考え方です。ただ、私には歯みがきに1時間を費やすことは現実的でないように思えました。

「食生活の改善」を唱えた片山先生

　私が片山先生から強く影響を受けたのは、ブラッシング方法だけではありません。むしろ、「片山式歯周病治療法」のもう1つの柱である、食生活の改善に強く興味を惹かれました。

　片山先生が歯周病治療のために推奨する「食生活の改善」の中心には、「1口で50回噛む」ことがあります。歯周病の発症や進行には、よく噛んで食べないことが影響していると考えていたからです。

　現代の食べ物が柔らかく、よく噛まずに食べられるようになっていることにも着目していました。食べ物の形や調理法も変えて、とにかくよく噛み唾液を十分に分泌させることを提唱していました。それが身体の抵抗力を増強させることにつながり、歯周病の改善が図れると考えていたのです。

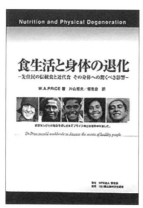

Nutrition and Physical Degeneration

食生活と身体の退化
−先住民の伝統食と近代食 その身体への驚くべき影響−

W.A.PRICE 著　片山恒夫／恒志会 訳

すばらしい人々の秘密を探しもとめてプライス博士は世界中を旅した。

Dr.Price traveled worldwide to discover the secrets of healthy people

発行　NPO法人 恒志会
発売　(社)農山漁村文化協会

図11　ウェストン A. プライス著／片山 恒夫、恒志会訳『食生活と身体の退化』（増補改訂、2010年）

私もこの考え方には基本的に賛同していましたが、それ以上に興味を惹かれたのは、片山先生がこうした食生活の改善に関して強く影響を受けた、プライス博士の先ほどの著書『食生活と身体の退化』です。片山先生はその日本語版の翻訳者でもあります。

プライス博士の驚くべき研究

3000枚の写真が明かす事実

『食生活と身体の退化』は1939年に刊行されました。1930年代に世界各地でフィールドワークを行い、北米大陸先住民族やアフリカ大陸の諸部族、ニュージーランドのマオリ族など、「未開種族」を対象に調査研究がなされています。

　プライス博士は、この著書の序論において、次のように述べています。

　調査研究が進むにつれ、はじめは期待していなかっ
たような研究上の多くの重要な進展も見られた。当初
の目的である虫歯の原因究明は、栄養状態に影響され
る事が解ったのだが、ところが、実際には、歯にかか
わる一連の障害が様々な未開種族の中でも進行してお
り、近代的な食事法を採用したすぐ後に生まれた第一
世代においてさえ、それが始まっていること、そして
こうした障害は、欧米の近代文明に特徴的な退化過程
とまったく同様な現われ方で、容赦なく急速に増大し
ていること、こういった事実が直ちに明らかになった
のである。

　つまり、近代的な食生活が、虫歯を含めたさまざまな身
体的障害を、極めて短期間で拡大させることを証明しまし
た。同書では、3000枚を超える写真を紹介しながら、食
生活の変化が虫歯や顎の変形、歯列不正の増加をもたらし
ていることを紹介しています。

歯列の歪みをもたらす食事
　同書の中で、私が最も強烈な印象を受けたのは、古代マ
オリ族の頭蓋骨の標本と近代文明の影響を比較的受けてい
ない現代マオリ族、そして文明の影響を強く受けた現代マ
オリ族それぞれの写真です。古代マオリ族の標本には理想

的な歯列弓が見られます。現代のマオリ族の写真でも、文明の影響をさほど受けていない集落では、やはりきれいな歯列が写真から確認できます。

　しかし、同じ時代のマオリ族でありながら、生活のさまざまな面で西洋文明の影響を強く受けた地域に住む人々は、なぜここまで違うのかいぶかしく思うくらい、顕著に歯列が歪んでいるのです。この2集団を比較した写真群が示す異様さは、その後しばらくそれらの写真が夢に出てくるほどでした。

　変化をもたらしたのは、食事や食習慣です。プライス博士は、「近代商業食品」として、精白小麦粉や砂糖、精白米、植物油、缶詰食品などを挙げます。また、先住民の伝統食と近代食（近代化した食事）を比較すると、後者ではビタミンやミネラルが圧倒的に不足していることも明らかにしました。

　また、スイスのレッシェンタール渓谷での調査については次のように述べています。

　　　レッシェンタール峡谷の人々は、彼ら自身にとって一つの世界として連綿と続いてきた、2000人からなる共同社会をつくりあげている。彼らにはほとんど必要がないので、医者も歯科医もそこにはいないし、警官や刑務所もまったくいらない。（前掲書『食生活と身体の退化』、24ページ）

　プライス博士は、食生活のもたらす変化が、口腔内を含む身体面だけでなく、精神病や少年の非行、殺人犯などの増加といった、人間の精神とその行動にまで及ぶことを解明したのです。

　このプライス博士の研究成果は、私にとって非常に受け入れやすいものでした。

世界一の米国に挑む

失意の中で

『食生活と身体の退化』に触れた30歳前後の頃、私は大きな壁にぶつかっていました。最初の結婚がうまくいかず、離婚交渉が非常に難航していたことです。長引く交渉で、私は疲れ切っていました。

　一方で、ポストグラデュエートコースに足繁く通い、研鑽を続けながらも、日々の診療でみる虫歯や歯周病の患者は減りません。無力感から、「世界一の歯科医師になる」という目標を見失いかけていた時期でした。

　そんなときにプライス博士の学説と出会ったのです。虫歯や歯周病の根本的な原因が文明化された食生活にあるのなら、外科的な治療や対症療法的な薬物治療では限界があるのは当然です。公衆衛生的な視点や、生活全般を見直す

より広い視野が必要だと考えるようになりました。

　再び「世界一の医師になりたい」という思いが湧くようになりました。ポストグラデュエートコースで最新の知識・技術を身につけ、歯科医療の課題や将来像のあり方についても、生意気ながら自分なりの意見をもつようになっていた私は、「世界一」と呼ばれる米国の歯科医療に学びたいと考えるようになります。米国留学こそが、「世界一」を目指すために残された唯一の道であるように感じられました。

強大なハリケーンに遭遇

　忘れもしない1992年８月、私は米国フロリダのパンキーインスティテュートに向かいました。リンジー・パンキー（Lindsey D.Pankey）博士の理念を広めるために設立されたこの研究所には、世界中から歯科医師が学びに訪れています。

　私は、なんとか貯めた300万円で約２週間の短期留学を予定していました。しかし、夜10時ごろに到着したフロリダでは、あらゆる公共・民間の機関が機能を停止。歴史にその名を残すハリケーン・アンドリューが風速70メートルを超える強風でフロリダ半島に近づいていました。

　私は他の留学生歯科医とともに、滞在期間中の研修・宿泊施設であるコテージに入った後、翌朝５時に施設の指示

にしたがってバスで避難することになりました。オーランドまで移動する途中、道路の両脇の建物という建物すべての電気が消え、真っ暗だったのをよく覚えています。

　避難生活は1週間以上に及びました。それでもアンドリューの猛威はなかなかおさまることなく、留学プログラムも再開されません。飛行機も飛ばないため日本に帰国することすらできず、私はディズニーワールドで遊んで過ごすしかありませんでした。

　このとき、私は歯科医師として「世界一」になることを神から拒絶されているように思えました。「世界一」を目指すこと自体に疑問を覚えるようにもなりました。しかし、その都度、『食生活と身体の退化』を読み返していたのです。いかにして患者さんを苦しみから解放するか、前よりいっそう真剣に考えるようになっていました。

　それから数年後に転機が訪れました。私はポストグラデュエートに通う資金を稼ぐために、Ｔ－ＰＥＣという医療サービス企業で電話による健康相談のアルバイトをしていたのですが、同社の荻原副社長（当時）が、野口医学研究所を紹介してくれたのです。この頃、長年の懸案事項であった妻との離婚協議がやっと成立しました。

野口医学研究所の留学支援

名門ペン大へ短期留学

　日本が生んだ世界的医学者である野口英世博士の業績を記念して設立された野口医学研究所には、2つの「顔」があります。まず株式会社として、医療・健康に関わるサービスの提供や商品の製造販売を行う。もうひとつの顔である米国財団法人としては、株式会社の事業で得た収益を原資に、医師や看護師をはじめとした医療従事者や医学生を対象に、米国への臨床留学プログラムを提供していたのです。その活動理念は「患者優先の医療」であり、医学的な知識技術の向上よりも真に患者さんの幸せに貢献する医療を目指すようになった私にとって、同研究所を紹介されたことに何かしらの運命的な巡り合わせを感じました。

　同研究所の協力によって、ペンシルベニア大学歯学部への短期留学を目指した私は、留学の目的を論文にまとめて提出しました。日本の歯科医療や保険制度に対して常日頃考えていたことも、その中に書きました。それらは次の点です。

・診療報酬制度が点数制であるため、高い点数の治療を行うことが中心となり、低い点数の治療は質の悪い治療とみなしがちある

- 全体的に歯科の点数が低く、経営を続けていくのがかなり困難な状況になりつつある
- 規則が数カ月で変わってしまううえ、治療した内容によっては給付を得られないことがある
- 日本型官僚システムは、一部の上位官僚の意見で理不尽な政策が決定され、現場や末端の意見が採り入れられる機会がない
- そうしたシステムに対して、現場も諦めが蔓延し、積極的に改善を求めようとしない
- 日本人特有の甘えの構造によって、国に頼りすぎている

　こうした社会システムの問題に対して、一開業医である自分にできることを考えたとき、個々の患者さんの人生の幸せに寄り添い、世界トップクラスの治療と予防医療を提供している米国フロリダのパンキーインスティテュートが掲げる理念が理想的であると感じられたこと。米国歯科医であるプライス博士が著した『食生活と身体の退化』に強く影響を受け、食事や食生活習慣、そして生活スタイル全般の根本的な見直しが必要であること。医療が高度化しながらも病気が増えているという矛盾や、医療が高額になり過ぎ医療を受けられない人が増えているという事態にも目を向ける必要があること、などを書き連ね、米国留学へ熱い思いを伝えました。

世界の最先端をいく国の医療

そうした私の熱意を高く評価してくださり、ペンシルベニア大学は短期留学を承諾してくれるとともに、さらに私のためだけの特別なコースを設けてくれました。

1996年5月、留学の準備と見学を兼ねて、私はペンシルベニア大学を訪れました。そして、同年10月に3週間の留学を果たすことになります。

講義では、日本では教わったことのない簡易で美しく仕上がる審美的な歯周外科手術などを学ぶことができました。関連する書籍も多数出版されていましたから、大学構内の書店でかなり買い込み、日本に持ち帰りました。

「歯内コース」では、顕微鏡を用いた歯内療法を実習しましたが、これもやはり当時はまだ日本に普及していない技術でした。

その他にも、インプラントの手術やエイズ患者専用の歯科診療棟などを見学し、米国の医療制度や予防システムなどに関する講義を受講し、日々新しい発見と感動の連続の3週間を過ごすことができました。

ペンシルベニア大学への留学を全面的にプロデュースさらにはバックアップくださった米国財団法人野口医学研究所、ことにその創立者の浅野嘉久氏に心から御礼を申し上げます。また、さまざまな助言をいただいた同財団の澤田崇志氏（故人）、提出書類の英語のチェックをお願いした

医師の津田武氏、現地での住居などの世話をくださったマイケル・ケニー氏にも感謝申し上げます。

米国の最新医療を知ることでわかったこと

医療の限界

　ペンシルベニア大学の副学長であり、ＷＨＯにも関係していたピーター・バートホールド教授との出会いはとても印象に残っています。バートホールド教授こそが、私の留学を受け入れてくれた人でした。

　懇談の席で、彼は同大学のカリキュラムや研究体制の素晴らしさについて自信を示し誇らしげでした。それに対しては、私も同意せざるを得ません。ただ、私にはどうしても納得のいかない点があり、それを口に出さずにはいられませんでした。

「確かに米国の歯科医療に対する考え方や研究は素晴らしい。にもかかわらず、なぜ今もさまざまな病気が蔓延するのか。エイズはいい例でないのか」

　彼は言葉に詰まりました。私はさらに続けます。

「食事に問題があるのではないか」

　私は日本食の素晴らしさについて熱弁を振るいました。実は、そのときにはまだ、バートホールド教授がＷＨＯと関係していることなど知りませんでした。彼は熱心に私の

話に耳を傾けてくれました。

　私は留学で多くを学ぶとともに、最先端であるはずの米国の科学が、人々の実生活にあまり反映されていないことにも気づかされました。

　それは、校内の廊下を歩いていたときのことでした。ある部屋から罵り合うような声が聞こえてきます。思わず足を止めると、どうやらインプラント治療の方針をめぐって歯科医師と患者の意見が食い違っているようでした。医師は科学的な妥当性から3本のインプラントを提案しているのに対し、患者は費用の面から2本のインプラントとブリッジでの治療を希望していたのです。その口論は長く続きました。

　個々の患者さんの人生の幸福に寄り添い、最高の治療と予防を提供するというパンキーインスティテュートに代表される米国歯科医療の理念はいったいどこに行ってしまったのか。たとえば、大臼歯を残すための根管治療には1本15万円もの費用がかかります。現実にはその費用を払えずに、治療費のまだ安い抜歯を希望する患者が大勢いるのです。そこに私は科学の闇を見た思いがしたのです。

　人間の現実の生活に貢献する科学とは何かを考えたとき、私にはやはり『食生活と身体の退化』がまず思い浮かびます。その教えに心服していたからこそ、バートホールド教授にも食事という切り口から反論できたのでしょう。

大学を卒業したてで親類の歯科医院を継ぎ、一人で多く
の患者さんの治療に当たってきた私にとって、科学が進歩
した現代において歯周病や虫歯が減らないことは日々の悩
みであると同時に、大いなる疑問でもありました。その解
決の糸口が『食生活と身体の退化』との出会いによって見
つかったのです。

食物繊維は天然の歯ブラシ

歯周病に見る「退化」現象から脱却するには、食生活を
「原点」に戻すしかありません。そして、日本食にはその
「原点」たる要素が凝縮されています。

日本のやせた土壌で収穫された穀物や野菜はミネラルや
ビタミンが十分ではありません。白米は奈良時代から貴族
などの特権階級が食べていましたが、庶民は明治時代に至
るまで十分に精白されたコメを食べることはできませんで
した。その理由は主に量的な生産の問題と、精米に要する
労力の問題であったとされますが、結果として表面（表
層）に豊富なミネラルやビタミンが含まれた玄米を食べ続
けることができたのです。

日本食では小魚をよく食べます。太平洋沿岸の諸地域に
は小魚を食べる文化が広がっていますが、有害物質を蓄積
しやすい大型の魚よりも小魚のほうが安全であり、骨ごと
食べることでカルシウムの摂取にもつながります。

食事の際に飲むお茶には虫歯予防に効果のあるタンニンが含まれ、梅干しは口腔内をアルカリ性にします。お浸しや煮物などバリエーションのある野菜料理は食物繊維を豊富に含みます。食物繊維は天然の歯ブラシです。

　そうです。食物繊維と歯ブラシが一体となったのが、古くからのチューイングスティックや歯木でした。木片や木の小枝を口に含み、噛み砕き毛状になった繊維で歯の隙間や根元（歯と歯茎の境目、縁）をみがくとともに歯茎に適度な刺激を与えるのですが、私はこの習慣が「食事の一環」であったと考えています。

　現代はナイロン製の歯ブラシで歯をみがくことが当たり前です。歯茎の出血をもたらすリスクが高い現代の歯みがきは、本来の歯みがきとは異なるものになってしまったように思います。チューイングスティックや歯木の利点は、食物繊維の機能であり、食物繊維を豊富に含んだ食材を食べる習慣こそ歯みがきの原点だったのではないでしょうか。

　だとすれば、やはり私たちがいま一度見直すべきは食習慣です。

　だからこそ、私は日々の診療の中で自分の患者さんたちに粘り強く語りかけています。そして、この本を通じてより多くの人たちに、食習慣の見直しを呼びかけたいとも思っています。

4章

私は何者か

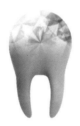

世界を救う試み

　私はなぜ独自に歯ブラシを開発し、歯みがき方法を編み出しのだろうかとふと考えることがあります。もちろん、「世界一の歯科医になる」という強い思いがあり、歴史上にない新たなアイディアやツールを世界に発信したかったことは確かです。

　ところが、米国留学から帰国した私は、ある種の虚無感に囚われていました。最先端の技術や患者最優先の考え方などに新しい知見を得られたのは確かです。ただ、そんな米国の歯科医療でさえ、克服できないいくつもの壁があり、その解決策を突き詰めると食生活習慣の見直しという現代文明の根本に行きつかざるを得ないのです。

　一方で、現実の歯科医院経営には常に難しい課題がいくつもあります。1つひとつを必死に解決しながら乗り越えようとしても、小泉改革やリーマンショック、そして震災というような政治、経済、自然災害の要素に翻弄されることを避けられません。結局、自分も現代文明や資本主義社会に縛られ、そこから抜けられない存在であることを痛感させられました。

　そんな私のネガティブな気持ちを転換してくれたのは、やはり日々の診療で私を頼りにしてくれる患者さんたちで

した。歯科医師という職業に限界を感じながらも、その使命として、目の前の患者を救わなければならないという思いは消えることはありません。それは「世界一の歯科医師」といった目標がそう思わせるのではなく、私の中のもっと深い部分から湧き起こってくるものです。

　幼い頃、私はテレビアニメで活躍するような「ヒーロー」になりたかったのです。

　ここからは少しだけ私の生い立ちについて話をしましょう。

ヒーローになる夢

「月光仮面」や「黄金バット」に憧れる

　1959年3月30日、私は大阪府の堺市民病院で生まれました。新生児室のベッドに並んで寝ている私は出生時に4200gもあり、他の赤ちゃんよりも頭一つぶん大きく、かなりの難産だったと聞かされました。

　幼い頃は、野山を駆け回って遊んでいました。私が生まれ育った堺市大仙には、まだ手つかずの自然があり、私は森を走り、池に入り、田んぼで泥まみれになりながらザリガニや亀を捕まえる野生児のような遊びを好んでいました。

　そして、もう1つ、幼少期の私が夢中になったものがあります。テレビの中のヒーローです。私は特に、「月光仮

面」や「黄金バット」に憧れました。その2人を足して2で割った、一見すると悪者にしか見えない、でも実は正義の味方のヒーロー。そんなヒーローになるのを夢見るようになりました。

　そんな夢や憧れを意識するようになった不思議な体験があります。

自分に与えられた使命とは

　5歳になったある日、私はいつものように大仙の森で遊んでいました。すると、森の奥のほうから、夫婦と思しき男女が「もっと近くに来て、よく姿を見せておくれ」「頼みたいことがある」と声をかけてきたのです。

　私の頭の中は、テレビの世界に没頭することで培われた空想力と妄想力がフル回転し、現実世界にいるのか、妄想の中にいるのかも定かでないままに、無意識のうちに叫んでいました。

「神様なんているもんか。俺がお前の正体を暴いてやる」

　2人の姿を求めて、森の奥へ突き進む私。知ったはずの森は初めて来た場所のようにも感じられ、いったいどこを走っているかもわからない。すると、突然視界が開け、前方にとてつもなく大きな「門」が見えたのです。

「一体何なんだ、あれは」

　まだ幼い私には、それが仁徳天皇陵（の入り口）である

ことなどわかるはずもありません。ただ、その圧倒的な大きさと雰囲気に身をすくめるばかりです。

「やっぱり神様はいたんだ」

　私は驚きと恐怖でしばらく動けずにいました。私は門をじっと睨みつけながら、一歩また一歩と後退り、森の中に身を隠すやいなや一目散に走り出しました。

　家に帰っても、しばらく驚きと恐怖は去りません。ただ、頭の中には神様から掛けられた言葉が何度も繰り返していました。

「頼みたいことがある」

　なお残る恐怖におびえながらも、幼い私の妄想脳は再びフル回転を始めます。神様が「頼みたいこと」とは何か。そこにかつてからの夢、黄金バットと月光仮面を足して2で割ったようなヒーローになるという思いがつながったのです。

「そうか、神様はいつかこの世にはびこる悪を倒す、正義の味方になってくれと頼んでいるのだ。いや、悪というのはいつか起こる世界戦争のことで、それを治めて平和をもたらすヒーローになってくれと頼んだのかもしれない」

　このときのことは、いま振り返っても私の人生に大きな影響を与えた出来事でした。その光景は、私の脳裏に深く突き刺さり、私の夢は使命感を伴うようになりました。

転校が人生を変えた

荒んだ学級

　小学校5年生のとき、私は父の転勤で大阪から東京・新宿へと引っ越しました。

　大阪で通っていた小学校は、いわゆるマンモス校でした。大勢の児童の中に埋もれ、私は目立たない子どもでした。それだけに私は、東京へと向かう新幹線の中で誓ったのです。

「東京モンに負けないぞ。何かで一番になってやる」

　ところが、初登校の日に私は大きく落胆します。新宿の小学校は1学年わずかに2クラス。大阪の小学校とは比較にならないほど規模が小さく、しかもとても荒んでいました。クラスごとに不良グループが組織され、番長と目される者がいました。1組の番長は、のちに有名な暴走族のメンバーになったそうです。

　2組に編入となった私ですが、転校早々不良グループのナンバー2に呼び出されました。人目のつかない廊下で2人きりになると、ナンバー2はいきなり私の顔面を殴りつけました。

「このままではクラスの不良連中に自分の学校生活がめちゃくちゃにされる」

　とっさに私はナンバー２の胸ぐらをつかんでいました。そのまま引きずるように校庭の真ん中まで連れて行きます。そこには多くの児童の他に数人の先生がいました。
「ここなら正当防衛だとわかってもらえる」
　何事か。呆気（あっけ）に取られる周囲の視線を感じながら、私は彼を引き倒し、馬乗りになると、相手が抵抗できなくなるまで殴り続けました。
　思った通り、私は先生から咎（とが）められることはありませんでした。しかし、計算外のことがいくつか起きます。口の中を切った私が保健室での治療中、入り口に何人もの女の子が集まり、私のほうを覗きみていました。それからしばらくの期間が、私の人生において最初で最後のモテ期だったのかもしれません。
　もう１つ計算外だったのは、ナンバー２のその後です。彼は私に叩きのめされたことで不良たちのいじめの対象になり、不登校になってしまいました。
　私は「暴力では何も解決できない」ことを学びました。ナンバー２を殴り倒した瞬間、番長もやっつけてクラスのトップになることも頭にちらつきましたが、それはやめることにしました。そして、「だったら、頭で勝負する男になるぞ」と決意したのです。しかし、そういう学校でしたし、２クラスしかないので簡単に一番になってしまい、あまり価値を見出せませんでした。

それよりも、私にはクラス内にはびこる不良組織のほう
が気になりました。暴力で人を支配することを見過ごせな
かったのです。

合気道の精神で

　暴力に対して暴力を使わずに対抗するにはどうしたらよ
いのか。考えあぐねた末に、私は合気道を習うことにした
のです。新宿には、合気道の開祖である植芝盛平先生が設
立した本部道場がありました。

　植芝盛平先生は、相手に触れることなく、気合だけで投
げ飛ばすことができたと伝えられます。直接お会いすること
は叶わないまま、私が入門した1969年に植芝先生は亡く
なられました。その年の全日本合気道演武大会は開祖追悼
大会として、初めて日本武道館で開催されました。そして、
私もその場に立ち、演武を披露できたのです。

　合気道は大きな相手の大きな力を小さな力で返すことが
でき、それが私にとって大きな魅力でした。そうした合気
道の技の理論は、無限の愛を与えてくれた相手には、無限
の愛をもって応えるという精神にもつながります。また、
植芝先生や藤平光一（十段）の教えの根本には、宇宙の真
理に従って生きなくてはならないという精神論がありまし
た。宇宙と一体となることで、とてつもないパワーを生み
だせるからです。

合気道の精神は、私の生き方や考え方のベースとなり、その後の思想的な発展にも影響を与えています。

二十歳の決心

両親への反発

頭で勝負する男になる——。

中学時代を経て、私は開成高校に進学しました。しかし、大学受験で初めての挫折を味わうことに。1年間の浪人を経て、私は九州大学歯学部に入学することになります。

私の母親は、子どもの頃から私に「医師か歯科医師になれ」と求め続けました。一方、大会社の役員だった父親は、自分のようになれと押し付けてきます。

幼少期はそれほど疑問に思わず嫌悪感も持たなかったのですが、思春期に入れば反抗する気持ちは強くなります。私にはやりたいことがいくつかありました。

子どもの頃、河原や森で石を拾い、狭い子ども部屋を埋め尽くすほど石が好きでしたから、世界を股にかける貴重な石のバイヤーになりたいと思ったこともありました。

科学を尊敬しながら、自分は科学者に向いていないことを十分に理解してもいましたから、科学者を集めた団体の長になるのもいいなと思いました。

一番なりたいものは、やはり「月光仮面＆黄金バット」

です。「なりたい」ではなく、「ならなくてはならない」のです。ヒーローになるために自分を磨き、来るべき時に備えておかなくてはなりません。

その意味で、母親が求める「医師か歯科医師」は悪くない選択肢でした。特に歯科医師は、科学者であると同時に、若くして経営者にもなれ、自分の好きなことをやる時間を持てる職業だと思えたのです。

九死に一生を得る

九州大学では、軽音楽部と大学外のヨットサークルに所属しました。楽しい青春の思い出ばかりですが、1つだけたいへんな目に遭った思い出があります。

大学1年の11月末、それでもまだ暖かい日でした。私は年配のクルーと470級ヨットで出港。天気がよかったのでウエットスーツも着ず、ジーパンにTシャツとセーターという格好でしたが、決して海を侮っていたつもりはありません。天気図はしっかりと書いて備えていました。

しかし、突然海が荒れ狂います。嵐のような強い雨と強い風、そして高波。ヨットは一瞬のうちに転覆、私たち2人は冬の海へと放り出されました。

海水は冷たく、高い波で岸辺は見えません。私たちはツルツルのヨットの縁につかまっているのがやっとでした。体温が奪われ、握力もなくなり、気を抜けば体は沈む。

「あー、これはダメだ」。私は死を意識しました。そして
その時、「もっともっと、本気で生きておくべきだった」
と思いました。後悔の念がどっと押し寄せます。その一方
で、私は一度冷静になろうと考えました。

　潮の流れは岸に向かっているから、このままヨットに捕
まっていれば、いずれは岸に流れ着くかもしれない。しか
し、握力が落ちている状態で、それほど長く捕まっていら
れるはずもない。加えて私より年配のパートナーは、自分
以上に体力を消耗している。だとすれば、助かる可能性の
ある方法は1つしかない。今すぐに2人で力を合わせてヨ
ットを起こすことだ。

　パートナーに声を掛け、力を込めるタイミングを合わせ
ました。2人の体力考えれば、チャンスは一度きりしかあ
りません。うまくヨットを起き上がらせることができたと
しても、強風にあおられれば反対がわに再転覆する可能性
もあります。祈りを込めながら、ありったけの力でヨット
をひっくり返しました。

　すると、どうでしょう。うまく起き上がったヨットのマ
ストに3枚の帆がきれいに小さく絡みつき、それが見事な
三角セールをつくり、しかも港に向かう風さえつかまえた
のです。私たちは最後の力を振り絞ってヨットによじ登り
ます。

　しかし、危機はまだ去っていませんでした。屈強な海の

男たちも震えあがらせる三角波が襲ってきたのです。マストの高さを超える大きな波に船体は持ち上げられ、叩きつけられます。すかさず船首に飛び移り、船尾を高く振り上げて四方八方から押し寄せる波を回避。もう一度転覆したら死ぬと必死でした。

　なんとか港に戻り、無事にヨットを降りたとき、生きていることへの強い感謝の念が湧き上がりました。クラブハウスの温かいシャワーを浴びながら誓ったことがあります。それは、これからの人生でもっとひどい目に遭い、それが決して逃げられそうもない状態であったとしても、決して諦めないということです。苦しみ後悔しながら沈んでいくのか、それともあがきながらも解決の糸口をギリギリまで探るのか、私がどちらを選択するかを神様に問われていると考えることにしました。

私は何と闘うか？

ヒーローになるとは

　こうして半生を振り返ってみると、改めて自分自身がどのような人間であるかが見えてきます。私は、

・月光仮面と黄金バットに憧れる人間であること

　自分の力を自分のためではなく、誰かのため、世の中のために使いたいという思いが、テレビの中のヒーローの姿

を見ながら培われたのだと思います。ただ、それは決して、仮面ライダーやウルトラマンのような誰もが認める、かっこいいヒーローではなく、見た目は悪者っぽくとも必要とされるときに力を惜しみなく発揮し、正義を行い、それが終われば悪者のような姿に戻っていくことに「カッコよさ」を感じるのです。

• 幼少期の大仙の森での不思議な体験によって、強い使命感を持つようになったこと

　ヒーローとして救うべき対象が、個人や狭い地域社会ではなく、世界全体を意識するようになったのは、この体験がきっかけでした。同時に、それが子どもの夢、個人的願望としての「ヒーローになりたい」から、自分は必ずそれをやらなければならないという強い責任を感じるようにもなりました。

• 転校時のケンカによって、暴力を否定するようになった

　私はナンバー２の暴力に対して、暴力で対抗しようとしただけですが、結果として彼の人生を狂わすことになってしまいました。そして、それはまったく私の意図するところではありませんでした。私は子どもの頃からさまざまなことを予測、計算しながら生きてきただけに、これはたいへん考えさせられました。そして、「暴力では何も解決することはできない」という結論に至ったのです。

　もちろん、これには戦争も含みます。何らかの問題解決

を理由に行う戦争も、多くの場合、その本来の目的は別の
ところにあったりします。そして、その本来の目的は、多
くの人には隠されています。暴力は何も生みません。

• ヨットの転覆により死と直面したことで、苦しい場面に
　陥ったときに決して諦めない人間になったこと

　この章では、私の学生時代までを紹介してきましたが、
その後の人生でも私は何度となく苦境に陥りました。最初
の妻との離婚はもめにもめ、クリニックの経営が傾いたの
も一度や二度ではありません。体を壊したこともあります。
日々の診療においても、患者さんの治療がうまくいかなけ
れば落ち込みますし、外国のどこかで戦争が始まれば、気
分がとても滅入ります。

　そんなとき、「どうでもいいや」「やめよう」「諦めた」
「自分には関係ないし」と思えればどれほど楽かはわかり
ません。それが、私にはできません。そんなとき神様に自
分が試されているような気がしてしまうのです。そして、
自分にできる精一杯の解決策を、自分のもてる能力をすべ
て使って模索するのです。もちろん、それで解決できるこ
ともあれば、解決できないこともあります。しかし、諦め
ることだけはしたくないのです。

北米原住民の英知とともに

　ここまで読めば、私がなぜ「ツインズ」や「Dr.K.Ando

歯肉化粧ブラシ法」を開発したのか少しは理解いただけた
かもしれません。そして、最初に書いたように、事は歯や
食生活に止まらず、現代の文明社会にも及ぶのです。

　実は、私はこの「ツインズ」と「Dr.K.Ando 歯肉化粧
ブラシ法」に関連した臨床の治療成果と歯周病治療に関
する私の仮説を論文にまとめ、科学の世界的権威である
Nature と *Nature Medicine* に投稿しました（巻末資料参
照）。しかし、頭ごなしに「フィクション（非科学的）」と
決めつけられ、門前払いに近い形で掲載を拒絶されました。
彼らの指摘のすべてが私にはまったく納得のいかないもの
であり、そこには既存の権威や権力が、旧い常識を守ろう
とする醜さしか感じられません。『食生活と身体の退化』
の締めくくりでは、E.T. シートン著『北米インディアンの
福音』の冒頭の一節が引用されています。

　　白人の文明は失敗に終っている。それは我々の周り
　　で目に見えて崩れ落ちていっている。その将来を占う
　　決定的なテストにはどれもみな不合格だったのである。
　　物事をその結果で評価しようとする者ならば、この根
　　本的な言明に誰も異議を唱えることはできないはずだ。
　　………

　　白人の文明や文化は本質的に物質中心主義的なもの
　　であって、ここでの成功の尺度は、「私は自分のため
　　にどれほど多くの財産を手に入れたか」ということで

ミトコンドリア活性化

細胞活性化　　　　　　　　　　　　　血液 ph7.4〜7.45

図 免疫の回復

健康な生活　　　　　　　　　　　　　歯周出血擦過傷治癒

Dr. K. Ando歯肉化粧（顔回転）ブラシ法

下記「がんサイクル」から脱出しよう！

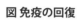

伝統的歯ブラシ

がん、基礎疾患等構築　　　　　　　　歯肉擦過傷出血

真菌ウイルス遺伝子細菌等共同作業　　　　　細菌・真菌等の増加

遺伝子内ウイルス出現　　　　　　　　細菌・真菌等血管へ侵入

真菌の細胞核への攻撃　　　　　　　　血液 ph7.35 以下

図 がん発生

真菌の細胞攻撃　　　　　　　　　　　ミトコンドリア機能不全

深在性真菌活性化　　　　　　　　　　細胞アポトーシス

免疫機能不全

※ウイルス⇨エクソソーム？　今後の研究に期待

図12　Dr. K. Ando「がんサイクル」仮説

がんサイクルからの脱出

　ヒトの身体を正常サイクルに戻すキーは「ミトコンドリアの活性化」である。ミトコンドリアを活性化させるには、pH7.35以下になっている血液 pH を0.05〜0.1上げて pH7.4〜7.45に戻す。ミトコンドリアの活性によりヒトは免疫力を回復することができる。

　がんの発生も上記のメカニズムに基づいて説明できる。血液 pH が下がり7.35以下になるとミトコンドリアは機能不全に陥り、ATP を（正常）細胞に供給できなくなる。結果、（正常）細胞は自死（アポトーシス）に至り、一方深在性真菌等は活性化する。がんの正体はヒトの「カビ化」といえる。

　従来のゴシゴシみがきの歯ブラシ法は歯茎を傷つけ、傷口から口腔内細菌や細菌が出す毒素を血管内に広めている。それが血液 pH を下げ、ミトコンドリアの働きに悪影響を及ぼしているのは明らかである。従来の歯ブラシ法をやめることで免疫力を高め、さまざまな重篤な疾患を予防できる。

ある。北米土人（原文ママ）の文化はそれに反して、精神的なものが基本になっている。そこでの成功の尺度は、「私は同じ種族の人間にどれほど役立ち尽くすことができたか」にある。（前掲書、463ページ）

　この言葉を踏まえて現代の文明社会を見渡すと、常識、つまり多くの人たちが「当たり前」だと思っていることにも、たくさんの疑問が浮かびます。「なぜ、わざわざ健康を害するような食生活をするのか」「なぜ、人を殺すための武器を売って金儲けができるのか」「なぜ、金持ちが偉いと言われるのか」「なぜ、メディアは金を使えと喧伝するのか」「なぜ戦争はなくならないのか」等々。それらの答えのすべてが、現代の資本主義へとつながっていきます。
　資本主義は、あらゆるモノやサービスを商品として価値化し、市場に流通させるシステムです。それはつまり、個人に固有なさまざまな価値観を否定するシステムでもあります。
　そして、現代の金融資本主義は、その最も価値あるものに金を位置づけるシステムです。正義や美徳、科学よりも金が大事だと言い切る社会です。私は疑問を感じずにいられません。そこで、人間が本来もつべき価値観や倫理を改めて見直し、私なりに体系化した「黄金主義」を論じるようになりました。終章で詳しく紹介しましょう。

終章

資本主義にNO！ 黄金主義とは

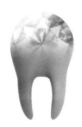

資本主義が個人の価値観を歪める

ここまで繰り返し紹介してきたプライス博士の『食生活と身体の退化』では、近代文明が人類の健康や骨格形成にさまざまな害悪をもたらしたことを論理的に証明しています。

もちろん、この本を読んだことのある人はごくわずかでしょう。しかし、同様に近代文明が現代人にさまざまな悪い影響を与え続けていることを指摘する書物や情報メディアは、世の中に溢れるほど存在しています。そして、情報化が進んだ現代社会は、こうした情報に誰もが簡単にアクセスできるようにもなっています。それでも、人類の健康を害し、身体の退化をもたらす食生活や生活習慣が大きく見直されることがないのはどうしてなのでしょうか。

この本は「歯みがき」をテーマとした本ですから、それにふさわしく、この謎に迫るわかりやすい事例があります。

高度経済成長期の日本で、ある大手オーラルケア企業が、2種類の子ども用歯みがき剤を発売しました。1つは、当時の流行であり、子どもにも人気のあった透明色で、甘味や香りなどを強調した、製品Aです。すでにある技術のみで開発されました。もう1つは、子どもの口腔内の健康に徹底的に配慮し、同社が開発した新技術を投入した、製品

Ｂです。

　同時に発売された２つの歯みがき剤の売り上げは、明暗が大きく分かれます。Ａは発売後わずか３カ月で子ども用歯みがき剤のトップシェアを占めるようになり、その後も売れ続けました。その一方で、Ｂの売り上げはＡの10％にも届かなかったといいます。

　歯みがき剤は、健康のための商品です。健康にいっそう配慮した製品が売れるはずなのですが、消費者にとってよりキャッチーな商品のほうがたくさん売れてしまう。

　当時はまだ現在のような情報化（ネット）社会ではありませんでしたから、健康商品としてのＢの優秀さが広く伝わらなかったという面もあるでしょう。多様なメディアによって情報を得られない社会では、身近なコミュニティにおける評判、評価こそが信頼できる情報となり、人気のある商品はさらにその人気を高めます。

　企業においても、製品としての優劣以上に重要なのは売り上げです。この大手オーラルケア企業を責めるつもりはありません。子どもたちの健康のために新技術を開発してまで生みだした製品なのですから、それが売れなかったことには無念の思いもあったでしょう。しかし、利益の追求こそが至上命題な会社にとっては、トップシェア製品は「飯の種」であり、必然的に営業力が強化され、生産体制も拡大されます。メディア広告が増えれば、売り上げはさ

らに増します。結果として、いくら質が高くとも売り上げの悪い商品は駆逐されていくことになります。

　この事例からわかることは、優れた製品やサービスが世の中に普及するには、

・人々の正しい理解
・企業の使命感溢れる開発、販売活動

　が不可欠であるということです。そして、それを阻害する最大の要因が、資本主義だと私は考えています。なぜなら、資本主義は人々の「価値観」を歪めるからです。

資本主義の正体

　本来、人間の価値観というものは多様であるはずです。健康が何よりも大切だという人もいれば、健康なんかどうでもいいから享楽的な生活を送りたいという人もいます。日々の食事が人生の楽しみだと語る人もいれば、年に一度の旅行こそが生きがいになっているという人もいます。仕事にやりがいを求める人もいれば、金銭的な報酬を最大の目的にする人もいます。金儲けを一番大事にする人もいれば、社会への奉仕に一生を捧げる人もいます。そして、いずれの評価軸においても、両極端の人ばかりではなく、むしろその間で両者のバランスを取りながら生きている人のほうがたくさん存在しているでしょう。つまり、「健康

７：享楽３」や「やりがい４：金銭６」などです。

　このように複雑に異なる価値観を持つ人たちが、常に何らかの利害関係をもちながら暮らすのが社会です。はるか昔の小さな集落が社会のすべてであった時代であれば、価値観を共有し、あるいは異なる価値観をも包含しながら生活することは困難ではなかったでしょう。対立する価値観については、多数決で解決することもできました。

　しかし、集落は少しずつ統合され、長い時間をかけて巨大国家が形成されるに至りました。もはや価値観を共有することは困難です。包含できていた他者の価値観も、あまりに多様であるために、受け入れることができないものも増えました。

　たとえば、国家に求められる価値観の評価軸が、「健康か、享楽か」という点に絞られているのであれば、多数決で決めることも可能でしょう。しかし、先に例示したいくつかの価値観の評価軸は、それぞれが複雑に絡み合ってもいますから、個人の価値観には無限のバリエーションがあります。それを多数決、つまり民主主義というイデオロギーだけで解決することはとてつもなく難しくなってしまったのです。

　そこで誰かが言い出したのでしょう。

「お金を唯一の評価軸にしたらいいんじゃないの」

　それが現在、世界を覆い尽くした資本主義の正体だと思

うのです。

「お金があれば健康的な生活もできるし、享楽的な生活もできるよね」「お金があればおいしい料理も食べられるし、好きなところに旅行に行けるよ」「仕事のやりがいにもお金が伴っているほうがいいよね」。

　こうして本来は無限に多様であったはずの個人の価値観は、「金」という価値の下に置かれる存在に成り下がってしまいました。日本でも「経済最優先」という大号令が、それを見事に表現しています。テレビのバラエティ番組でいつも伝えられる「お得情報」も金銭的価値こそが何よりも大事という価値観に支えられています。

すべての災いは資本主義からもたらされる

　それでも、やはり人間の本来の価値観は無限のバリエーションを持っていることに変わりはありません。個人にはそれぞれに、大事なもの、好きなこと、美しいもの、許せないこと、等々があり、それを守る権利もあるはずです。私は、私たち人間がこの地球に生まれてきたことにはしっかりと意義と目的があると考えています。

　私たちは、未知の宇宙から生を受けて、この地球に子どものように楽しく遊びに来たのです。この星を舞台に、各自が映画の主人公のように、良いことも悪いこともたくさ

ん経験し、なるべく長く生き、その経験を後世の礎として残しつつ、自身も納得しながら未知の宇宙へと旅立つことが、人間の死なのだと考えています。人々の経験こそが社会の財産なのだと考えるべきなのです。

　ですから、政府や国家は、個人の多様な価値観を尊重し、健康な肉体と精神を保障し、個人の才能を引きだす環境を創出することで、社会における財産を豊かにする役割を持つ。そのためには、資本主義を覆す必要があります。

　改めて強調しますが、これは「歯みがき」の本です。「歯みがき」の本らしく説明するならば、資本主義は社会のなかに「問題」という「プラーク」を意図的に形成させます。その「問題」とは、「戦争」であったり「景気」であったり「環境」であったり、時には「災厄」さえ意図的に起こします。そして、それらの「問題」に対して、「武器」や「政策」「技術開発」などの「歯ブラシ」や「歯みがき剤」を提供することによって、自作自演的に、マッチポンプ的に問題の解決を図るのです。

　しかし、歯ブラシや歯みがき剤がプラークを破壊するだけでなく、歯茎を傷つけてしまうのと同様に、武器や政策、技術開発は、時に無垢で無防備な人々を理由なく傷つけます。理不尽な目に遭わせます。それを主導する人たちが、その犠牲を容認するのは、「金」が何よりも優先されるからです。そこには尊重されるべき個人の多様な価値観など

存在すらしません。

　資本主義は、人類の歴史が到達した大きな過ちです。人間が本来持っている多様な価値観を否定し、それによって健康や生命、文化など、人間にとって真に大事なものが軽んじられ、あるいは失われているのです。それを見事に表現しているのが、『食生活と身体の退化』の締めくくりで引用されている、E.T. シートン著『北米インディアンの福音』の冒頭の例の一節でした（127、130ページ参照）。

人の才能こそ "黄金"

　資本主義社会の限界は目前にまで迫っています。その終焉（しゅうえん）は、戦争によるものだという人もいれば、温暖化に理由を求める人もいます。食糧不足や自然災害、疫災なども原因として挙げられ、そのどれも可能性はあります。こうした現代社会の限界に関して、わかりやすい指標としては「エコロジカル・フットプリント」があります。

　「エコロジカル・フットプリント」は、人間がどれだけ地球資源に頼っているかを表す指標です。たとえば、全世界の人々が、現在と同じ生活を続けるには、地球が２個必要だと言われます。日本と同じ水準で全世界の人口が生活するには３個、米国と同じ水準であれば、地球が５個必要になるそうです。つまり、すでに限界を超えているのです。

「アース・オーバーシュート・デイ」という概念もあります。人が消費する自然資源が、「地球が１年間で再生可能な資源の量」と「CO2吸収量」を超えた日のことを指しています。2020年の場合、世界全体では、８月22日までに地球がもつ１年分の資源再生量を超えると発表され、日本の水準では世界全体より約３カ月早く、５月12日にオーバシュート・デイを迎えたと発表されました。つまり、わが国は、国債という金銭的な負債だけでなく、社会資源においても膨大な借金を背負いながら生活しているのです。

最近は「ＳＤＧｓ」が流行り言葉のように頻繁に使用され、政府や民間企業なども、ＳＤＧｓの各項目に沿った活動に注力していると言われます。私には資本主義と併存しながらＳＤＧｓの目標を達するのは不可能に思えるのですが。

私はこうした資本主義社会にピリオドを打ち、それに代わる新たな考え方・思想・哲学として、「黄金主義」なるものを提唱しました。そのバックボーンにあるのは、ここまで記してきた私のさまざまな考えですが、わかりやすく資本主義との違いをまとめると次のようになります。

▼資本主義
- 人をだまそうが、人を殺そうが、金を得ることを第一主義にする
- 世界を戦争、ごみ、スラム、貧困、病気、精神疾患等

で覆い尽くす
- 資本主義がもたらす格差や貧困を、現世での苦行として庶民に受け入れさせるための宗教の位置づけ
- 国連による大国利益優先の世界調和

▼黄金主義
- 金を得ることより、真の精神のもとに、「黄金＝各個人の才能」を開花させる
- 世の中に埋もれがちな大衆の知性や哲学を集め、生かし、社会の課題を解決するとともに、政治権力を監視し、提言する。国連に代わる組織の設立
- 人間本来の目的は、地球を舞台に楽しく遊ぶことであり、現世も天国、来世も天国
- 個人の多様な才能と価値観を尊重した世界調和

つまりは、人間の才能をこそ「黄金」とみなし、これを何よりも大切にする社会をつくるための指針です。私は、世界全体がこの黄金主義に基づいて歩みだすことで、すべての人が幸せになる社会が築けるものと考えています。

世界中の知性を集める場の提唱

すでに書いたように、個人の価値観には無限のバリエーションがあり、そのすべてを尊重する社会を築くことは非常に困難です。しかし、だからこそ、個人の多様な才能を

生かし、議論することによって、さまざまな課題が解決できるとも思うのです。

　政治家の世襲化が顕著ななか、政治権力は硬直化し、劣化し、腐敗しがちです。権力を監視し、学識に基づいた提言を行う組織が不可欠であり、たとえば、日本学術会議の存在意義もそこにあります。残念なことに、菅元首相による会員の任命拒否問題によって明らかになったのは、この組織の存在や役割が国民に理解されていないということでした。

　権力の監視や政治への提言は、国民のために行うものであり、国民を代表する立場であるべきでしょう。また、それを行う資格を持つ者に求められるのは、決して高い学識だけではないはずです。むしろ、地域社会のなかで生活する人々のなかに、社会が本当に必要とする革新的なアイディアや哲学が埋もれているように思うのです。

　そこで私は、世界中から真の知性を集める場をつくりたいと考えました。「世界大衆知性連合会議（知連）」を立ち上げるべく、活動を始めています。

　2020年12月、YouTubeに「知連チャンネル」を開設しました。ＳＮＳは、不特定多数に向けて情報を発信しつつ、共感を抱く同志を掘り起こすことに適したツールです。

　16回に及ぶ第１期では、立ち上げということもあり、基本的に私が講師を務め、「黄金主義」の紹介や歯周病、

新型コロナウイルス感染症問題に対する考え方などを語りました。また、独自の哲学を持つ知人にも参加してもらっています。そして、世界中の市井（しせい）に埋もれた才能に向けて、「知連チャンネル」への参加を呼びかけ続けてもいます。

「黄金主義」の実現も、「世界大衆知性連合会議」の設立も、夢のような話であることは自分でも十分に理解しています。ただ、今の世界をこのままにしておくことはできないと考える人々は、私が思うよりもたくさん存在しているように思います。そうした人たちが集うプラットフォームとして、この「知連チャンネル」「東京ソーシャルカレッジ」の活動を続けていきたいと考えています。興味がある人は是非のぞいてみてください。

ちょっとした違和感を見過ごさない、常識を疑う

少し話が大きく広がりすぎたかもしれません。歯周病の治療や予防を目的に本書を購入いただいた方には、資本主義への疑問など無用と感じられるかもしれません。

しかし、私が日々診療していた患者さんの歯周病が治らないことに疑問を抱いたことも、資本主義を否定したことも、すべては同じ文脈の上にあると思っています。

溢れるほどの情報と物質に囲まれた現代社会では、それらに追われる毎日で、その狭間に感じられているはずのち

ょっとした違和感が見過ごされがちです。

　高額な報酬を得て、高価な料理を食べているはずの芸能
人が、テレビ番組でファミリーレストランやコンビニの料
理を絶賛している姿を見て違和感を覚えませんか。破綻の
危機に公的資金を注入されたメガバンクの行員が高額な給
与を保障され続け、なおかつ零細企業への融資を渋ってい
ることに何かおかしいとは感じませんか。最新の歯ブラシ
と歯みがき剤で毎日歯みがきを続けているのに、歯茎から
の出血が治まらないのは不思議ではないでしょうか。

　「常識」は「正解」ではありません。堂々と売られている
ものが、すべて適切な製品だというわけでもありません。
現代に残っている習慣が正しいともかぎりません。優れた
製品やサービス、行動、習慣が浸透するためには、民衆の
正しい理解が伴うことが不可欠です。「常識」を疑い、正
しい理解にたどり着くことで、私たちは本当の意味での豊
かさを手に入れることができるのだと思います。

あとがき

　私の目標は「世界一の歯科医師になる」ことでした。

　もちろん、歯科医師の技術も実績も順位を競うものではなく、「世界一」の基準などありません。気づくと私の意識は、かつての「ヒーローになりたい」という願望とも重なって、「より多くの人を救える歯科医師になりたい」というベクトルへ向いていきました。そして、世界中の人々に共通した日常の「歯みがき」習慣に革命を起こしたいと考えるようになったのです。

　今回、「Dr.K.Ando」や「NICONICOCLUB」をアルファオメガ EastSunFilm Co.,Ltd. より製造発売 (前者は現在は発売のみ) するにあたっては、大きな壁にもぶつかりました。4 つのタフトブラシ を備えた形状が複雑であるために金型を作ることが極めて難しいのです。この形状では、流し込んだ素材が固まった後、抜き取れる金型はできないと、いくつもの会社・工場から製造を断られました。100 年以上の歴史ある歯ブラシメーカーばかりです。そこでまた気づくのです。既存の歯ブラシのほぼ全てが、基本的には同じ形状である理由を。既存の歯ブラシは大量生産に適したデザインなのです。

　テレビＣＭでは、その形状がいかに科学的な裏付けによって開発されたものか強調されていますが、所詮は資本主義的価値観に迎合した妥協の産物でしかありません。企業の利益が優先された現代の歯ブラシは、古代人が知恵と経験に基づいて自ら「開発」したチューイングスティックや歯木から退歩しているようにすら思えます。そんな製品が、人類の健康に極めて重要な口腔環境を守るために全世界に溢れ、毎日使用されているのです。

　だとすれば、なおさら私が妥協することはできません。私の

開発した歯ブラシは、従来の歯ブラシの補助歯間ブラシなどでなく、「未来進化型チューイングスティック・歯木」なのです。

　幸いにして、偶然出会ったある技術者たちが画期的なアイディアを提示してくれ、彼らの知恵と経験を結集して「Dr.K.Ando」と「NICO NICO CLUB」の同時発売に目処をつけることができました。偶然の連鎖を、私は「天の采配」「運命」と考えています。

　「Dr.K.Ando」と「NICO NICO CLUB」の発売は私の抱く究極の「夢」のマイルストーンでしかありません。「歯肉化粧ブラシ法」を行うために、これら2つのオリジナル歯ブラシをより多くの人に使っていただき、「歯ブラシ大革命」を世界中に広げていくための啓発活動にも注力するつもりですが、その先にもっと大きな目標があります。人間が幸福と健康を守るために、本当に必要なもの、本当に大事なことは何であるのかを見つめ直す社会をつくりたいのです。終章で論じた「資本主義」の拒否であり、「黄金主義」の実現です。その最初のステップとしての「歯科医療の革命」であることを、多くの読者にご理解いただきたいと考えています。

　最後に、この本の「生みの親」とも言うべき方への感謝を述べ、筆をおくことにします。お一人は本書の企画から原稿についての助言、さらには出版社紹介の労までとってくださった、米国財団法人野口医学研究所の創立者にして名誉理事の浅野嘉久氏です。もう一人は妻、安東文恵です。彼女のおかげで、「顔回転ブラシ法」は生まれ、本書の大事な部分を成しています。心より感謝を申し上げます。

　2023年11月　　　　　　　　　　安東恭助

資料 *Nature Medicine*(March 25, 2020)に投稿した論文

Crisis of mankind: Immediately stop using a conventional toothbrush and switch to a brushing method that reproduces the flow of dietary fiber

Kyosuke Ando

Abstract

The delusion that you have to completely scrape the periodontal pocket with the conventional toothbrush method needs to be stopped. With Ando's makeup brushing method that reproduces the flow of dietary fiber, which is eliminated due to the pursuit of deliciousness, patients who are not cured by the conventional toothbrush method can be treated by simply changing the concept and reproducing it. Even if all the periodontal pockets are scraped, they will not be a drop of blood when applied in the first week. The findings of this study can help in managing such patients in real-time clinical situations.

Introduction

Despite several medical professionals, researchers, and scientists worldwide, 80% of periodontal diseases remain uncured. The conventional toothbrush method[1-4] cannot escape from being trapped in the delusion that the inside of the periodontal pocket must be completely cleaned.

According to a famous book—NUTRITION AND PHYSICAL DEGENERATION: WESTON A. PRICE, D.D.S.—[5]while only 1 tooth per 10,000 can be lost eating a conventional diet, caries, and periodontal disease are widespread with a modern diet.

To reproduce the flow of the missing dietary fiber while consuming a delicious meal, I modified the Ando's original toothbrush method and devised the Ando's makeup brushing method.

In addition, the conventional periodontal examination does not consider the important factor of bleeding, although probe examination, shaking examination, and dyeing examination can be time-consuming.

Upon close observation, I began to think that the combination of bacteria and blood because of bleeding events in the periodontal pockets and the margins of the gingiva and the mixture of bacteria, rather than the plaque on the hard surface, formed tooth cavities on the interdental, and occlusal surfaces.

Therefore, using a sickle scaler that can evenly scrape the interdental pockets of the periodontal pockets, I have devised an easy-to-use Ando-type bleeding test method that can achieve a higher target than that of the conventional methods, to ensure complete elimination of bleeding. This method completely exposes the stage of pre-periodontal gingivitis that the general dental clinic has missed with the ultrasonic scaler alone. I realized that if I treated my body in the same manner, whether in the mouth or the cheeks, my injured tissue would be cured.

When women apply make up on their faces, do they use a lot of abrasives and rub them with a hard brush? Then why must we rub our teeth with toothpaste using a toothbrush in a manner that abuses only the oral gums? This question made me think a gentle tap and slow strokes would provide better outcomes.

In this manner, the flow of dietary fiber in the oral cavity can be reproduced and observed.

I came to think that several actions of saliva such as pH buffering, mucous membrane repair (epithelial growth factor; initiated by EGF), antibacterial action and mucosal protective action only heal the gingival wound in the mouth that was caused by the conventional toothbrush method.

With a deeper thought, I realized that the notion of capitalism that breaking and reassembling could be more profitable was the root cause of the spread of the disease worldwide.

Thereafter, I comprehended that by living bound by the captive concept of capitalism, the world would be covered by war, trash, slums, poverty, illness, mental illness, etc. Real-time science and philosophy are warranted to stop the spread of diseases by capitalism and convert the earth into heaven, as stated by the concept of "Goldenism" thought by Dr. K. Ando.[6]

The present study was conducted to uncover the destruction of capitalist science and to demonstrate the natural healing of diseases with science.

First, I choose patients who had been using the conventional toothbrush method and had always performed scaling root planning(SRP)with treatment but experienced bleeding events every time.

I selected 100 of these patients who would quickly quit the conventional toothbrush method and immediately switch to the Ando's makeup brushing method and would consent with statistical analysis and experimentation in the present study.

In cases wherein patients had awkward hand movements, the Ando's makeup

Table 1 Comparison table of gingival bleeding reduction by patient classification by Dr.K.Ando's makeup brushing

	※ 100 nico club (m53.w: 47)	Nico nico club 53 men	Nico nico club 47 women	Yokosuka Main Dental Clinic 63 people (30 men, 33 women)	Yokosuka Main Dental Clinic 30 males	Yokosuka Main Dental Clinic 33 women	Yokohama Branch Dental Clinic 37 people (23 men and 14 women)	Yokohama Branch Dental Clinic 23 men	Yokohama branch Dental Clinic 14 women
Mean age	50.377 (σ 16.206)	48.774 (σ 15.728)	52.186 (σ 16.543)	52.327 (σ 16.524)	49.647 (σ 32.102)	54.763 (σ 16.572)	47.634 (σ 15.079)	47.059 (σ 15.221)	46.113 (σ 14.796)
Number of healing days	29.87 (σ 22.159) Q1:13.25 Q2:27 Q3:38.5	30.396 (σ 22.449) Q1:14 Q2:28 Q3:38	29.277 (σ 21.812) Q1:9 Q2:26 Q3:39	29.762 (σ 22.194) Q1:14 Q2:28 Q3:39	29.5 (σ 23.171) Q1:14 Q2:24 Q3:37.75	30 (σ 21.263) Q1:14 Q2:28 Q3:40	30.054 (σ 22.099) Q1:10 Q2:24 Q3:36	31.565 (σ 21.414) Q1:18.5 Q2:28 Q3:38.5	27.571 (σ 22.965) Q1:7.25 Q2:19 Q3:33.75
Treatment frequency	2.82 (σ 0.994) Q1:2 Q2:3 Q3:3	2.906 (σ 1.033) Q1:2 Q2:3 Q3:3	2.723 (σ 0.939) Q1:2 Q2:3 Q3:3	2.873 (σ 1.076) Q1:2 Q2:3 Q3:3.5	2.9 (σ 1.106) Q1:2 Q2:2.5 Q3:3	2.848 (σ 1.048) Q1:2 Q2:2 Q3:4	2.730 (σ 0.827) Q1:2 Q2:3 Q3:3	2.913 (σ 0.928) Q1:2 Q2:3 Q3:3	2.429 (σ 0.495) Q1:2 Q2:2 Q3:3
Initial total number of bleeding areas (A)	60.98 (σ 37.160)	57.264 (σ 35.815)	65.170 (σ 38.190)	58.381 (σ 37.513)	53.4 (σ 34.409)	62.909 (σ 39.586)	65.405 (σ 36.126)	62.304 (σ 36.968)	70.5 (σ 34.090)
Final total number of bleeding areas (B)	11.35 (σ 15.215)	11.736 (σ 14.765)	10.915 (σ 15.696)	11.937 (σ 16.537)	12.167 (σ 14.774)	11.727 (σ 17.987)	10.351 (σ 12.590)	11.174 (σ 14.734)	9 (σ 7.700)
(A − B)/A × 100 = healing rate%	81.390%	79.506%	83.252%	79.554%	77.220%	81.358%	84.174%	82.066%	87.234%
Number of mean bleeding reduction planes	49.63 (σ 33.033)	45.528 (σ 31.299)	54.255 (σ 34.302)	46.444 (σ 33.656)	41.233 (σ 30.288)	51.181 (σ 35.797)	55.054 (σ 31.204)	51.130 (σ 31.707)	61.5 (σ 29.237)

† test → All of the following shows no significant differences at 5% or more in a two-sided test

nico nico club Men,Women t(98) = − 1.32, p = 0.19
Yokosuka Men,Women t(61) = − 1.16, p = 0.25
Yokohama Men,Women t(35) = − 0.97, p = 0.34
Yokosuka,Yokohama t (98) = − 1.26, p = 0.21

brushing method could be applied with a fixed toothbrush and the face moving slowly and horizontally from side to side.

Because some patients could not change their ideological concepts, I evolved technical methods, such as golf lessons, to develop Ando's guide.

During a 3-year SRP test, patients who had completely lost blood from all their teeth were interviewed to determine how much time(in minutes)they spent once a day for this test.

All the patients who stopped using the conventional brushing methods completely were found to have used the Ando's makeup brushing method at least once a day for at least 10 minutes.

The plaque is formed over approximately 24 hours and then worsens; therefore, you have to use Ando's makeup brushing method once a day for 10 minutes while performing activities of daily living such as watching television and relaxing in the living room.

The patients are instructed to place the toothbrush near the window exposed to sunlight for disinfection purposes.

In the present study, we decided to adopt the strict standard of performing SRP with a sickle scaler every time.

Results

A total of 100 patients of the Medical Corporation 'nico nico club'(men: 53, women: 47) were analyzed(Table1). The mean age of the patients was 50.377 years(σ : 16.206), and the number of healing days was approximately 29.87 days(σ : 22.159, Q1: 13.25, Q2: 27, Q3: 38.5). The treatment frequency was approximately 2.82 times(σ : 0.994, Q1: 2, Q2: 3, Q3: 3). The initial total number of bleeding surface areas(A)was 6098(mean: 60.98, σ : 37.160), and the final total number of bleeding surface areas(B)was 1135(mean: 11.35, σ : 15.215).

Healing rate was calculated as follows:

Healing rate % = $(A - B)/A \times 100$

Therefore, [(6098 − 1135)/6098 × 100]the healing rate was found to be 81.387%.

The mean number of bleeding reduction planes was 49.63(σ : 33.033)

① nico nico club 53 men

Average age: calculated as 2584.999(summation of age of all the patients)/53(total number of men); σ : 15.728] → approximately 48.774 years

Days of treatment: calculated as 1611 days/53 people → approximately 30.396 days (σ : 22.449, Q1: 14, Q2: 28, Q3: 38)

Number of treatments: 154/53 → approximately 2.906 (σ : 1.033, Q1: 2, Q2: 3, Q3: 3)
Initial total number of bleeding surface areas(A) → 3035 (mean: 57.264, σ : 35.815)
Final total number of bleeding surface areas(B) → 622 (mean: 11.736, σ : 14.765)
Therefore, the healing rate% was[(3035 − 622)/3035 × 100]79.506%
Number of mean bleeding reduction planes was 45.528(σ : 31.299)

  ② nico nico club 47 women

Average age: calculated as 2452.747(summation of age of all the patients)/47(total
  number of women) → approximately 52.186(σ : 16.543)years
Days of treatment: 1376 days/47 patients → approximately 29.277 days(σ : 21.812,
  Q1: 9, Q2: 26,Q3: 39)
Number of treatments: 128/47 → approximately 2.723(σ : 0.939, Q1: 2, Q2: 2, Q3: 3)
Initial total number of bleeding surface areas(A) → 3063 (mean: 65.170, σ : 38.190)
Final total number of bleeding surface areas(B) → 513 (mean: 10.915, σ : 15.696)
Therefore, the healing rate% was[(3063 − 513)/3063 × 100]83.252%.
Number of mean bleeding reduction planes was 54.255(σ : 34.302)

  ③ Yokosuka Main Dental Clinic 63 participants(30 men, 33 women)

Average age: calculated as 3329.581(summation of age of all the participants)/63(total
  number of participants) → approximately 52.327(σ : 16.524)years
Days of treatment: 1875 days/63 participants → approximately 29.762 days(σ :
  22.194, Q1: 14, Q2: 28, Q3: 39)
Number of treatments: 181 times/63 participants → approximately 2.873 times(σ :
  1.076, Q1: 2, Q2: 2, Q3: 3.5)
Initial total number of bleeding surface areas(A) → 3678(mean: 58.381, σ : 37.513)
Final total number of bleeding surface areas (B) → 752(mean: 11.937, σ : 16.537)
Therefore, the healing rate% was[(3678 − 752)/3678 × 100]79.554%.
Number of mean bleeding reduction planes was 46.444(σ : 33.656)

  ④ Yokosuka Main Dental Clinic 30 males

Average age: 1489.417/30 participants → approximately 49.647(σ : 32.102) years
Days of treatment : 885 days/30 participants → approximately 29.5 days(σ : 23.171,
  Q1: 14, Q2: 24.5, Q3: 37.75)
Number of treatments: 87 times/30 participants → approximately 2.9 times(σ : 1.106,
  Q1: 2, Q2: 2:5, Q3:3)
Initial total number of bleeding surface areas(A) → 1602(mean: 53.4, σ : 34.409)
Final total number of bleeding surface areas(B) → 365(mean: 12.167, σ : 14.774)
Therefore, the healing rate% was[(1602 − 365)/1602 × 100]77.216%
Number of mean bleeding reduction planes was 41.233(σ : 30.288)

  ⑤ Yokosuka Main Dental Clinic 33 women

Average age: 1807.164/33 years → approximately 54.763(σ : 16.572)years

Days of treatment : 990 days/33 participants → approximately 30 days(σ : 21.263, Q1: 14, Q2: 28, Q3: 40)

Number of treatments: 282 times/33 participants → approximately 2.848 times(σ : 1.048, Q1: 2, Q2: 2, Q3: 4)

Initial total number of bleeding surface areas(A) → 2076 (mean: 62.909, σ : 39.586)

Final total number of bleeding surface areas(B) → 387(mean: 11.727, σ : 17.987)

Therefore, the healing rate% was[(2076 — 387)/2076 × 100]81.358%.

Number of mean bleeding reduction planes was 51.181(σ : 35.797)

⑥ Yokohama Branch Dental Clinic 37 participants(23 men and 14 women)

Average age: 1,741.165/37 participants → approximately 47.059(σ : 15.079)

Days of treatment: 1112 days/37 participants → approximately 30.054 days(σ : 22.099, Q1: 10, Q2: 24, Q3: 36)

Number of treatments: 101 times/37 participants → approximately 2.730 times(σ : 0.827, Q1: 2, Q2: 3, Q3: 3)

Initial total number of bleeding surface areas(A) → 2420(mean: 65.405, σ : 36.126)

Final total number of bleeding surface areas(B) → 383(mean: 10.351, σ : 12.590)

Therefore, the healing rate% was[(2420 — 383)/ 2420 × 100]84.174%.

Number of mean bleeding reduction planes was 55.054(σ : 31.204).

⑦ Yokohama Branch Dental Clinic 23 men

Average age: 109.5582/23 men → approximately 47.634 years(σ : 15.221)

Days of treatment: 726 days/23 men → approximately 31.565 days(σ : 21.414, Q1: 18.5, Q2: 28, Q3: 38.5)

Number of treatments: 67 times/23 men → approximately 2.913 times(σ : 0.928, Q1: 2, Q2: 3, Q3: 3)

Initial total number of bleeding surface areas(A) → 1433(mean: 62.304, σ : 36.968)

Final total number of bleeding surface areas(B) → 257(mean: 11.174, σ : 14.734)

Therefore, the healing rate% was[(1433 — 257)/433 × 100]82.066%.

Number of mean bleeding reduction planes was 51.130(σ : 31.707)

⑧ Yokohama Branch Dental Clinic 14 women

Average age: 645.583/14 women → approximately 46.113(σ : 14.796)

Days of treatment: 386 days/14 women → approximately 27.571 days(σ : 22.965, Q1: 7.25, Q2: 19, Q3: 35.75)

Number of treatments: 34 times/14 women → approximately 2.429 times(σ : 0.495, Q1: 2, Q2: 2, Q3: 3)

Initial total number of bleeding surface areas(A) → 987(mean: 70.5, σ : 34.090)

Final total number of bleeding surface areas(B) → 126(mean: 9, σ : 7.700)

Therefore, the healing rate% was[(987 — 126)/ 987 × 100]87.234%.

Number of mean bleeding reduction planes was 61.5(σ : 29.237)

Figure 1: Dr. K. Ando's original toothbrush Instead of lost food fiber.

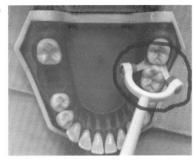

※ t-test → All of the following are show significant differences at 5% or more in a two-sided test
• nico nico club men, women → t(98) = − 1.32, p = 0.19
• Yokosuka men, women → t(61) = − 1.16, p = 0.25
• Yokohama men, women → t(35) = − 0.97, p = 0.34
• Yokosuka, Yokohama → t(98) = − 1.26, p = 0.21

Discussion

When the teeth are viewed from the occlusal surface, the anterior teeth look triangular and the posterior teeth look square shaped, but in fact, the anterior teeth are wide and almost all teeth have four sides: buccal, lingual, mesial, and distal. The periodontal pocket of the gingiva in contact with the tooth also has two surfaces: a posterior periodontal pocket of the anterior tooth and an anterior periodontal pocket of the posterior tooth.

To determine the condition of adjacent periodontal pockets, a wide scaler to remove tartar is not appropriate and only a sickle scaler is used. Then, to avoid damaging the gingival surface in the periodontal pocket, the surface that still bleeds must be identified when you remove calculus and plaque on the tooth side in the periodontal pocket. The total number of faces around the teeth in this study was 80, if all the teeth are considered normal[20 milk teeth + 20 total faces × 4 = 80 faces]. If you have 28 permanent teeth × 4 = 112 faces of wisdom teeth, then 32 teeth × 4 = 128 faces. Because the total tooth surface area varies from individual to individual, the number of reduced bleeding surfaces was considered important.

Dr. K. Ando's original toothbrush(Figure 1)[7-12] gingival margin makeup(tap & gently rub) has a main function of destroying a part of the biofilm of the upper plaque that continues from inside the periodontal pocket, so the plaque is destroyed and toxins are

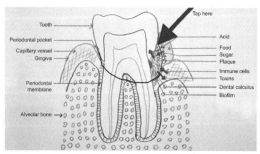

Figure 2: Dr. K. Ando's makeup brushing cure mechanism.
The place to tap is the upper part of the biofilm indicated by the purple arrow

released. The amount of time spent in brushing is significantly reduced, and if the inside of the periodontal pocket and the gingival margins become healthy by self-help recovery, the sickle scaler will not bleed, similar to that in a healthy body. With an ultrasonic scaler, even if there is no bleeding with a simple scaler near the gingival margin or a little inside, a sickle scaler causes considerable bleeding.

Conventional toothbrushes, which are wide and have many bristle tips, do not cure the bleeding, especially from the adjacent periodontal pockets, but instead forcibly push them in, so the rubbing is mainstream. The periodontal pocket test is much more demanding than simple ultrasonic scaling. The dramatic loss of bleeding using this test was considered a surprising result. Abandoning the conventional toothbrush method and replacing it with Dr. K. Ando's method could not only prevent and treat typical diseases in the dental field such as caries and periodontal disease but also have the potential to drastically reduce systemic diseases such as cancer.

Dr. K. Ando's original toothbrush and Dr. K. Ando's makeup brushing method break the biofilm that covers the plaque that forms on the inside of the periodontal pocket, on the edge, and on the face of the tooth, not the concept of a toothbrush, which aims to clean the conventional teeth.

The role of conventional meals is providing dietary fiber. In other words, Dr. K. Ando's original toothbrush is not an extension of the conventional tooth, but a conventional and a modern diet, a tool that functions to reproduce the lost fiber. Dr. K. Ando's original toothbrush is a dietary fiber intended to break biofilms.

Tooth brushing using conventional methods(of course including Dr. K. Ando's original toothbrush)injure the gingiva as plaque removal is attempted from deep inside the periodontal pocket. This causes bleeding, bacterial colonization, and plaque accumulation, indicating that blood vessels at the damaged site are exposed to intraoral bacteria throughout the day, thereby lowering the patient's blood pH.[13,14]

Mitochondrial function and immune strength worsen, possibly leading to various underlying diseases, including cancer. Figure 2 shows a site at which the upper half of the biofilm enclosing the plaque hardly comes in contact with the gingiva(purple arrow). This site is tapped to rupture the film. This is similar to, for example, destroying part of the factory belt conveyor, i.e., plaque that breaks down residual food to produce acid and toxins via bacterial action. Even if some residual food debris and bacteria remain within the periodontal pocket, the structure producing acid and toxins has been destroyed, thereby increasing the amount of time during which no acid or toxins are produced. As a result, the gingiva should heal itself via spontaneous healing. This appears to be a highly efficient method for preventing dental caries resulting from acid production as well as gingivitis and periodontal disease associated with toxins.

However, because the biofilm is viscous, it cannot be destroyed by just one or two taps. It is impossible to completely prevent bleeding using the device for 2–7 min. After 3 years of observation, it was inferred that to stop gingival bleeding, it is necessary to tap the gingival margin for more than 10 minutes a day. If there is residual food debris on top of the viscous biofilm, destroying the biofilm would make it easier for such food to be washed away. To perform gingival margin makeup brushing for 10 minutes or longer, plaque control needs to be performed in the living room, while relaxing, watching television, or taking a bath. After use, the washed toothbrush should be placed on the window edge so that the brush tips can be sterilized by sunlight. Such lifestyle changes are required.

Using this method, the nico nico club has achieved breakthrough revolutionary and preventive outcomes. The conventional tooth brushing method may be one of the causes of increased incidence and worsening of cancers and explosion of the new coronavirus. These concerns need to be addressed and investigated in future studies.

To treat such diseases, a pH of 7.45 should be aimed for by preventing mitochondrial activity from lowering the blood to below pH 7.35. The most important thing is to stop using conventional toothbrushes to reduce bleeding from the mouth. According to the teachings of the American Indian, if you live in accordance with nature, you can live fully. Based on the literature and the present findings, I believe that lack of dietary fiber is the whole cause. The prevalence of tooth decay in ethnic groups consuming a conventional diet in line with nature is 1 in 10,000 individuals.

Animals living in the natural world also consume a high-fiber diet for all their meals.

※ Dr. K. Ando's cancer mechanism hypothesis
The conventional toothbrush method injures the gums in and around the periodontal pockets and proliferates oral bacteria and plaques, and the toxins further damage the gums.
It enters through the blood vessels and sends bacteria into blood vessels throughout

資料編　投稿論文

155

the body.

The true culprit of cancer development is the rubbing toothbrush represented by the conventional fine-grained horizontal brushing that is implanted with the fixed concept of having to scrape all the tartar, plaque, and food residues in the periodontal pockets.

In addition, the excessive competitive stress of capitalism and the impaired immunity caused by food being far removed from nature and falling short of essential micro-minerals and vitamins have been spurred.

(The real cause of the real-time worldwide disease spread is capitalism, which is the most lucrative way to destroy and build.)

When the intravascular blood pH drops to pH 7.35 or lower, mitochondria become dysfunctional and ATP cannot be supplied.

Thus, human cells without cell walls may undergo apoptosis, activating deep fungi with cell walls and mitochondria.

↓

Fungus not only grows in hyphae but also spreads spores throughout the body through the blood vessels, lymph, and lungs.

In other words, malignant or benign natures depend on how easily the fungus spreads in the body depending on whether the blood pH is alkaline or acidic.

Fungi will attack the apoptotic cells and the genes in them.

↓

This releases and potentially multiplies the virus, which may be latent for a long time in genes that have only RNA or DNA.

↓

The fungus and virus could work together to transform themselves into self-destructing human cells and build cancer tumors.

※ Dr. K. Ando's consideration of the new coronavirus spread epidemic hypothesis
Consider the currently spreading explosive novel coronavirus under Dr. K. Ando's cancer mechanism hypothesis, wherein cancer tumors develop in a circle-like collaboration involving bacteria, mitochondria, fungi, genes, and viruses.

↓

Considering the Ando's cancer mechanism hypothesis, to suppress the outbreak of pneumonia caused by the novel coronavirus, it is necessary to consider not only the novel coronavirus but also the infection of fungi, spores, bacteria, etc., around it.

↓

It may be necessary to consider a treatment method while considering the blood pH.

↓

To do this, it is important to activate mitochondria to keep the bacteria out of blood vessels, suppress fungi, and eliminate virus collaboration, and adjusted the blood pH to the optimal value of 7.45.

↓

As stated above, the prevention of oral bacteria from entering the systemic blood vessels from the capillaries inside the periodontal pocket and the rim around the teeth where oral bacteria gather most will help in preventing all diseases.
This can considerably aid in decreasing the incidence of diseases.

↓

In other words, the true culprit of cancer and systemic diseases and the explosive spread of the novel coronavirus cannot escape from the conventional concept that all dirt inside the conventional periodontal pocket must be wiped out.

↓

Dr. K. Ando's original toothbrush and Dr. K. Ando's gingival margin makeup brushing methods are the possible inexpensive tools and methods to correct these roots of problems.

↓

However, there may be a blind spot in the spread of gingival bleeding caused by conventional toothbrushes in the prevention of the novel coronavirus infection at this stage.

↓

At present, it seems that there is an urgent need worldwide to stop the use of the conventional toothbrush method for preventing infections and adopt the Ando's makeup brushing methods used in the present study.

Conclusions

The above results based on Dr. K. Ando's gingival hemorrhage testing method(n = 100, men: 53, women: 47, mean age: 50.377 years)showed that Dr. K. Ando's original toothbrush makeup brushing(when performed in accordance with the manual)was able to achieve a healing rate of approximately 81.387% when performed for over approximately 29.87 days with a mean of 2.82 treatments in patients in whom this condition was not resolved with the conventional tooth brushing method.

These results proved that compared with the conventional tooth brushing method, which attempts to completely clean the periodontal pocket but cannot prevent gingival hemorrhage, Dr. K. Ando's makeup brushing for at least 10 minutes once per day daily results in radical curative outcomes for gingivitis. This method was conceived considering the fact that plaque forms over 24 hours. These test results suggest that animals that consume a natural diet that is full of fiber may be engaging in plaque control simultaneously via the fiber contained in their food.[8] Thus, the bristles of the Dr. K. Ando's original toothbrush that come into contact with the gingiva at $45°$ may act as dietary fiber as a complement to our modern(delicious)diet, which lacks fiber.

In contrast to the conventional tooth brushing method, which is used to provide a smooth finish to the hard tooth surface, Dr. K. Ando's original toothbrush acts as a plaque controller and biofilm inhibitor.

Accordingly, in addition to lowering the incidence of oral diseases in humans worldwide, Dr. K. Ando's makeup brushing method may also significantly lower the likelihood of systemic diseases, given that it prevents oral bacteria from entering the body via intraoral capillaries and thus prevents the lowering of blood pH. This would make it a brushing method that could prompt a global revolution in human health.

According to the nico nico club statistics, the Yokosuka Head Dental Clinic has several elderly individuals in local cities, whereas the Yokohama Branch Dental Clinic has several office workers in the city. Considering the fact that there is almost no difference between the results of the two methods or between men and women, it can be inferred that the method is equally effective irrespective of the sex and location of the individual using it. However, the healing rate of young women in Yokohama was relatively better possibly due to the motivation to make the gingiva appear as aesthetic as the face of young women who wear makeup.

Figure 3 shows that as the age increases, the number of reduced bleeding faces

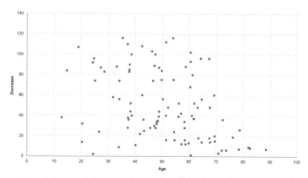

Figure 3: Correlation graph between the number of bleeding reduction areas and age of the patients at the niconicoclub

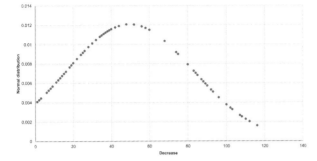

Figure 4: Normal distribution graph of the number of bleeding reduction areas in patient's at the niconicoclub

around teeth.

In addition, the standard deviation is considerably dispersed(Figure 4). Those whose faces change drastically can recognize that Dr. K. Ando's original toothbrush is not a conventional toothbrush but a source of dietary fiber. Elderly individuals may have less bleeding due to their knowledge and habits than younger individuals.

The effects of youth mastering this theory are magnificent. To reduce the standard deviation, it may be necessary to make the manual more concise and easier for everyone to understand, spread awareness worldwide, and improve the tools further. If gingivitis and periodontal diseases are widespread, still do not heal and are largely overcome by Dr. K. Ando's tools, systemic illness can be expected to be considerably reduced. However, future studies corroborating the findings of the present study are warranted.

The study has the following limitations and improvements:

(1) Some people are dexterous or clumsy in their hand movements and some are able to capture human stories three-dimensionally, while others are trying to capture them with planar text.

↓

The teaching method has been unified to some extent in Dr. K. Ando's style manual

(2) After bleeding has rapidly decreased, some patients may be unable to cure the last bleeding or may be unaware that they have stopped bleeding and return to using a traditional toothbrush a few months later, thus again experiencing heavy bleeding.

↓

The main point of this study is that the toothbrush religion of having to completely scrape the inside of the periodontal pocket is a delusion. Furthermore, it depends on whether it is time to apply excluded dietary fiber and to change the concept to be considered for the pursuit of delicious meals .

↓

Those who have changed this concept maintain little gingival bleeding.

↓

The concept changes are briefly described below.

↓

Traditional powerful rubbing toothbrush

↓

Abandon the concept of a toothbrush and consider the new toothbrush method as an extension of meal time.

↓

Total meal time = delicious meal time + time to tap or pat around teeth for 10 minutes with an alternative to dietary fiber removed for a delicious meal

Methods

There is no simple method available for discriminating healthy gingiva from pathological gingiva that is affected by gingivitis or periodontal disease. Therefore, to monitor all the surfaces of the periodontal pocket, a sickle-shaped scaler that can reach and help examine interdental periodontal pockets was used in the present study.

A hook-shaped scaler such as that shown in Figure 5 that can also enter the

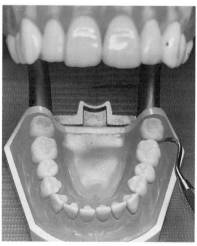

Figure 5: Image of Dr. K. Ando's gingival bleeding test with a hook-shaped scaler

Figure 6. Dr. K. Ando's gingival
bleeding testing table
A table that can easily determine the
change in bleeding state on the four
sides around the tooth seen from the
top of the tooth

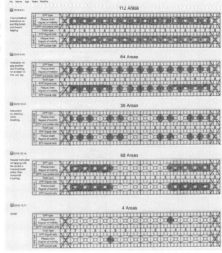

interdental gingiva was used to gently remove the dental calculus, food debris, and plaque from within the area without damaging the gingival fibers at the bottom of the periodontal pocket. If there is plaque in the area that causes bleeding(bacterial colonization over approximately 24 h), Dr. K. Ando's gingival bleeding testing method was used, which marks the bleeding status of the four surfaces when examining the teeth from the top (Figure 6).

The patient temporarily stops using other conventional toothbrushes, toothpastes, floss, etc., and uses Dr. K. Ando's original toothbrush that has been invented in accordance with the manual for its systemized instruction. The patients perform Dr. K. Ando's makeup brushing, which involves light tapping and gentle stroking of the periodontal gingival margin and tooth surface, similar to applying face makeup using a brush. Select patients whose bleeding is not cured by conventional toothbrush method.

Of course, you can't do the traditional rubbing toothbrush method with Dr. K. Ando's original toothbrush .

In other words, it does not force Dr. K. Ando's original toothbrush.

The present study confirms the purpose of the switching the tooth brushing method from conventional toothbrushes.

A total of 100 patients were selected from the Medical Corporation 'nico nico club'

Yokosuka Head Dental Clinic and Yokohama Branch Dental Clinic(inclusion criteria: patients who could understand what was required of them and who could physically perform normal tooth brushing were selected and were explained the need for data required for statistical analysis within the range of treatments determined by the Japanese insurance system).

The mean results for treatment period, treatment frequency, and bleeding surface reduction% until bleeding was drastically reduced as well as indication that no relapse would occur were determined.

Summary of the statistical results in Dr. K. Ando's gingival hemorrhage testing table (Table 1)

- Testing period: end of February 2019 to end of October 2019
- Sex
- Mean age at initial examination
- Mean gingival treatment period
- Mean number of treatments
- Healing rate with Dr. K. Ando's gingival hemorrhage testing method
  Gingival healing rate% = Initial total number of bleeding surface areas(A) − final total number of bleeding surface areas(B)/initial total number of bleeding surface areas(A) × 100
- Number of mean bleeding reduction planes

※ Guidance system of Dr. K. Ando's makeup brushing
① Dr. K. Ando's gingival bleeding testing method is used to check the gingival condition, observe the condition of the bleeding gingiva, and explain the healing theory in Figure 2.
② Gingival bleeding may cause systemic diseases such as myocardial infarction, cerebral infarction, diabetes and kidney disease by causing oral bacteria to enter the capillaries and flow into the blood vessels throughout the body and may cause a decrease in immunity due to a decrease in the blood vessel pH.
③ After explaining the theory and hypothesis of Dr. K. Ando's makeup brushing, the cause that does not stop bleeding was identified and accordingly guidance was provided.

※ The concept of "Tell → Show → Do" used in professional golf lessons was used for reasonable, mathematical and scientific explanations, and the participants' comments were recorded to help prevent gum bleeding.
1. Do not use other brushes and toothpaste simultaneously with Dr. K. Ando's makeup brushing until bleeding stops.

2. Lift the back of the handle so that the bristles of the toothbrush stand at right angles.

3. In the lower jaw, the lingual gingival margin is lower than the buccal gingival margin, whereas it is higher in the upper jaw. Therefore, please use Dr. K. Ando's original toothbrush by tilting it slightly inward.

4. Dr. K. Ando's original toothbrush should be used for more than 10 minutes a day. Approximately 9 minutes of gingival tapping and 1 minute of hard tooth surface stroking. The brushing should not be performed in the washroom but in the living room while watching television or taking a bath. Wash the tip of the toothbrush in water and sterilize the brush with sunlight by placing it toward the window.

5. Have them recognize the position of the hand movement with the toothbrush handle.

Both the upper and lower teeth are almost trapezoidal.

Dr. K. Ando's original toothbrushes are made to sandwich the teeth; therefore, the tooth tips must be at right angles to the dentition.

The position of the hand holding the toothbrush handle when brushing the back teeth is approximately front of the nose.

The position of the hand holding the toothbrush handle when brushing the front teeth is approximately right or left of the nose.

The position of the hand in front of the nose when brushing the back teeth moves to the left and right sides of the nose when brushing the front teeth.

The movement changes direction so that it rotates at the canine teeth both up, down, left, and right.

Bleeding does not stop when the grip is in a halfway position other than the four positions stated above.

6. Use the brush while chewing as it will touch the cheekbones, such as the upper back teeth.

There are many people who can use the upper and lower jaws while chewing with their back teeth.

7. The front teeth are so narrow that you can tap hard.

8. To apply the brush to both the side wing gums, avoid twisting and tapping as much as possible horizontally.

If the toothbrush is moved not only horizontally but also up and down to brush the teeth, the frequency of touching the biofilm wrapping the plaque of the periodontal pocket edge decreases.

In addition, the biofilm is sticky and cannot be broken unless it is tapped or touched several times.

9. Once you get used to it, you will be able to recognize the individuality of each one,

such as the incorrect dentition ,and identify where the back of the last tooth, the buccal root and the lingual root are extending long around the individual gingiva. Instruct them to insert the brush from a different angle, touch with the tip of the toothbrush, tap, or rotate left and right. Tap between the teeth and mandibular root bifurcation lesion to push in. Only the roots and erupting teeth include gingival margins and tap with bristles from above. The combination of rotation and tap is used for the most posterior, posterior maxillary bifurcation and isolated teeth. Conversely, ensure that you do not push the brush too much and that it does not touch the gingival margin.

10. If the tip of the toothbrush is too wide, place it in a moderate amount of hot water and let it return a little.

11. This brush is most suitable for oral plaque control with a correction device and that the tongue back polish can be done because it is V shaped.

12. Even if the bleeding has completely stopped, do not return immediately to the regular examination a few months later, but check once a month to check if the bleeding has started after the switching of the toothbrush method.

13. For those who have difficulty in nursing or physically moving the toothbrush, use the Dr. K. Ando's facial rotation makeup brush to fix the Dr. K. Ando's original toothbrush and slowly move the face horizontally to the right and left to destroy the biofilm.

Acknowledgements

I would like to express my sincere appreciation to my wife, Fumie Ando, who discovered an optimal method that can be used during nursing care for individuals who are physically unable to manipulate a toothbrush. This method has been named Dr. K. Ando's facial rotation makeup brushing(Dr. K. Ando's original toothbrush is fixated, and the patient slowly moves their face to the left and right while tapping and stroking). I would also like to express my deep gratitude toward 90% of the patients at the 'nico nico club' who believed in Dr. K. Ando's makeup brushing and were willing to try it.

I thank Crimson Interactive Pvt. Ltd.(Ulatus)–www.ulatus.jp for their assistance in manuscript translation and editing.

Author contributions

I have made substantial contributions to the conception or design of the work; or the acquisition, analysis, or interpretation of data for the work as well as to drafting the work or revising it critically for important intellectual content. I have approved the final version of the manuscript to be published and have agreed to be accountable for all aspects of the work in ensuring that questions related to the accuracy or integrity of any part of the work are appropriately investigated and resolved.

Dr. K. Ando's original toothbrush used in this study was invented by me.

Design patent: Japan No. 978552(1997)

America U.S. patent No. Des.375,840(1996)

Germany Unter der Nr. M96 00 185.2(1996)

Brazil registration No. 5,502,056-9(1997)

Competing interest statement: The author declares no competing interests.

Reprints and permissions information is available at www.nature.com/reprints

資料編

投稿論文

References

1) Rajapakse, P. S. et al. Does tooth brushing influence the development and progression of non-inflammatory gingival recession? A systematic review. J. Clin. Periodontol. 34, 1046–1061(2007). https://doi.org/10.1111/j.1600-051X.2007.01149.x.

2) Shah, N., Mathur, V. P., Jain, V., & Logani, A. Association between traditional oral hygiene methods with tooth wear, gingival bleeding, and recession: a descriptive cross-sectional study. Indian J. Dent. Res. 29, 150–154(2018). https://doi.org/10.4103/ijdr.IJDR_651_16.

3) Dörfer, C. E., Staehle, H. J., & Wolff, D. Three-year randomized study of manual and power toothbrush effects on pre-existing gingival recession. J. Clin. Periodontol. 43, 512–519(2016). https://dx.doi.org/10.1111%2Fjcpe.12518.

4) Bass, C. C. An effective method of personal oral hygiene. J. La. State Med. Soc. 106, 57–73(1954).

5) Price, W. A. Nutrition and Physical Degeneration: A Comparison of Primitive and Modern Diets and Their Effects. The Price-Pottenger Foundation, Inc.; Lemon Grove, CA, United States 1939,1945,1970,1972.

6) Goldenism. Rakuten e-book Theory of World Heaven Production Consideration as I Write Product information Released date, 2015/11/03. Author Kyosuke Ando Publisher Alpha Omega EastSunFilm Co., Ltd. Language: Japanese Supported Devices E-Book Reader, Android, IPhone, IPad, Desktop App Product id 123000075801, Available from: https://www.kobo.com/pt/pt/ebook/cffxf1hajzoxjutub8wzqg

7) Poyato － Ferrera, M., Segura － Egea, J. J., & Bullón － Fernández, P. Comparison of modified Bass technique with normal toothbrushing practices for efficacy in supragingival plaque removal. Int. J. Dent. Hyg. 1, 110–114(2003). https://doi.org/10.1034/j.1601-5037.2003.00018.x

8) Nygaard － østby, P. E. R., Edvardsen, S., & Spydevold, B. Access to interproximal tooth surfaces by different bristle designs and stiffnesses of toothbrushes. Eur. J. Oral Sci. 87, 424–430(1979). https://doi.org/10.1111/j.1600-0722.1979.tb00703.x

9) Bastiaan, R. J. Comparison of the clinical effectiveness of a single and a double headed toothbrush. J. Clin. Periodontol. 11, 331–339(1984). https://doi.org/10.1111/j.1600-051X.1984.tb01329.x

10) Bourgeois, D., et al. Calibrated interdental brushing for the prevention of periodontal pathogens infection in young adults-a randomized controlled clinical trial. Scientific Reports. 9, 1–13(2019). https://www.nature.com/articles/s41598-019-51938-8

11) Wainwright, J., & Sheiham, A. An analysis of methods of toothbrushing recommended by dental associations, toothpaste and toothbrush companies and in dental texts. Br. Dent. J. 217, E5(2014). https://www.

nature.com/articles/sj.bdj.2014.651

12) Graziani, F., et al. Interdental plaque reduction after use of different devices in young subjects with intact papilla: A randomized clinical trial. Int. J. Dent. Hyg. 16, 389–396(2018).
https://doi.org/10.1111/idh.12318

13) Ambrosio, N., et al. Detection and quantification of Porphyromonas gingivalis and Aggregatibacter actinomycetemcomitans in bacteremia induced by interdental brushing in periodontally healthy and periodontitis patients. Arch. Oral Biol., 98, 213–219(2019).
https://www.sciencedirect.com/science/article/pii/S000399691830654X

14) Marín, M. J., Figuero, E., & González, I. Comparison of the detection of periodontal pathogens in bacteraemia after tooth brushing by culture and molecular techniques. Med. Oral Patol. Oral Cir. Bucal. 21, e276(2016).
https://www.ncbi.nlm.nih.gov/pmc/articles/PMC4867200/

166

【著者紹介】
安東恭助（あんどうきょうすけ）

1959 年生まれ。大阪府堺市出身。歯科医師。

1977 年開成高等学校卒業、78 年九州大学歯学部入学（1984 年卒業）。

1986 年安東歯科医院を横須賀で開業、93 年アンドー歯科医院に改称、2001 年医療法人社団ニコニコクラブ理事長就任。

1989 年 T-PEC 社が「ハロー健康相談 24」を開始。歯科電話相談員をつとめる（〜 2004 年）。

1996 年米国財団法人野口医学研究所の支援を受けて、米国ペンシルベニア大学歯学部に短期留学。

オリジナル歯ブラシ「ツインズ」をオリエンタル精工株式会社より製造発売するも数年で販売終了。

2002 年分院・歯科医院横浜（〜現在）、04 年分院・霞町デンタルクリニック（〜 2016 年）開設。

2014 年、販売終了の「ツインズ」をフリーダム株式会社より「歯美ing」として再発売。「歯美ing」は 2018 年「ASIA GOLDEN START AWARD 2018」商品賞を受賞。

2020 年 *Nature Medicine* に論文、"Crisis of mankind: Immediately stop using a conventional toothbrush and switch to a brushing method that reproduces the flow of dietary fiber" を投稿。

2023 年 12 月、オリジナル歯ブラシ第二弾、「NICO NICO CLUB」をアルファオメガ EastSunFilm 株式会社より製造発売予定。

著書に、『医学大革命・EM-X』（「EM-X を考える会」との共著、メタモル出版、1996 年）、『こちら歯科相談室』（単著、新風舎、2005 年）、楽天 Kobo 電子書籍『黄金主義—徒然なるままに書いた世界天国製作考察論—』（単著、2015 年）がある。

医療法人社団ニコニコクラブ理事長
米国財団法人野口医学研究所参与会名誉会長
知連「東京ソーシャルカレッジ」総長

*

ブログ（Kyosuke Anjy）：
http://ameblo.jp/alphaomega-eastsun/
ユーチューブ
東京ソーシャルカレッジ：
https://www.youtube.com/@TokyoSocialCollege
知連チャンネル：https://www.youtube.com/@Dr.K.AndoChiren

*

Web サイト メール：
https://alphaomega-eastsun.jimdofree.com/
お問い合わせ /

救世主の遺書—Dr.K.Ando 歯肉化粧ブラシ法—

2023 年 12 月 25 日　初版第 1 刷発行

著　者　安東恭助

発行所　株式会社はる書房

　　　　〒 101-0051 東京都千代田区神田神保町 1 -44 駿河台ビル
　　　　電話・03-3293-8549　ＦＡＸ・03-3293-8558
　　　　https://www.harushobo.jp

郵便振替　00110-6-33327

イラスト　吉田葉子

装　丁　ミライエ（森岡寛貴・田村誠司）

組　版　シナプス（三宅秀典）

印刷・製本　中央精版印刷

ISBN978-4-89984-213-2